아름다움으로 힐링하는 그녀의 메이크업 에세이

쏭블랑의 힐링 뷰티

문송희 지음

아름다움으로 힐링하는 그녀의 메이크업 에세이
쏭블랑의 힐링 뷰티

발 행 일	2021년 1월 1일
지 은 이	문송희
펴 낸 이	백종운
펴 낸 곳	한국방송출판
편 집 인	송영원
디 자 인	김명희
출판등록	제16-2249호(2000년 9월 18일 등록)
전화번호	(02)3144-7840
팩스번호	(02)3144-7832
정 가	22,000원
I S B N	978-89-7200-279-6(13590)

잘못된 책은 구입한 곳에서 교환해드립니다.
이 책은 저작권법에 따라 보호받는 저작물이므로 무단 전재와 복제를 금합니다.

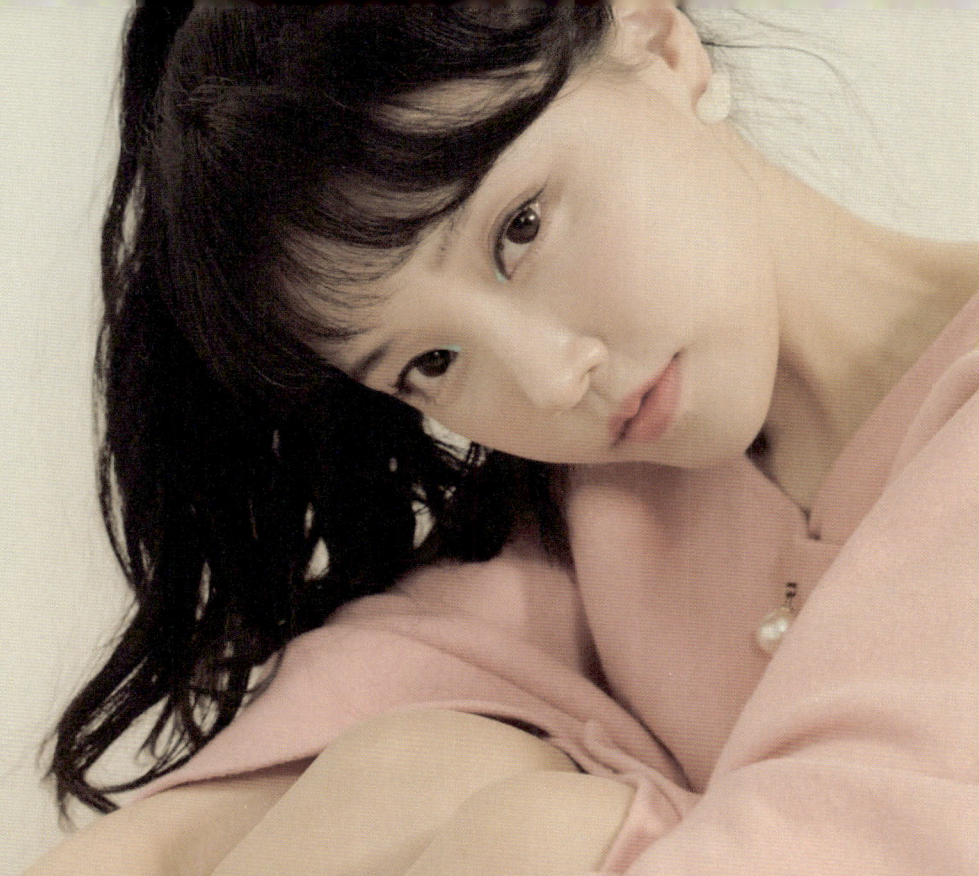

아름다움으로 힐링하는 그녀의 메이크업 에세이

쏭블랑의 힐링 뷰티

"여러분의 아름다운 꿈과 사랑을 메이크업하세요"

프롤로그 PROLOGUE

"내 인생 내가 사랑하지 않을 수 없네"

보이는 것,
보여지는 것만 믿는 사람들과, 세상 속에서 "항상 비춰지는 것"과
보여져야만 하는 것에 중심을 두었던 나를 "위로해주고 싶은 말들"

앞만 보고 달려온 20대 시절을 보냈습니다. 스무살부터 현장에서 뛰며 커리어를 쌓았어요. 눈부신 조명과 화려한 무대, 그리고 섬세한 터치로 태어나는 '아름다움'. 메이크업 아티스트의 손에서 꽃처럼 피어난 수많은 얼굴들은 잊을 수 없는 기억으로 남아있습니다.

지난날의 발자취를 돌아보면, 늘 밝은 모습만 있었던 것은 아니었습니다. 누구나 그렇듯 높기만한 현실의 장벽 앞에서 좌절하고 고민한 적도 있고 뜻하지 않은 시련 앞에 잠 못 이룬 날들도 많았습니다.

현재에 오기까지 수많은 모험을 거듭하며 꿈을 꿨습니다. 넘어져도 다시 일어났고, 힘들어도 힘든 줄 모르고 지내며 무모할 정도로 '현재'에 최선을 다했던 것 같네요.

우리는 늘 괜찮은 체 오늘을 살아갑니다. 좋은 모습만 보여주려고 애쓰며 쉬지 않고 자신을 채찍질해요. 언젠가 성공하겠다는 다짐, 다 잘 될거라는 믿음만으로 많은 것들을 견뎌냅니다. 그러다보니 문득 '지금 나는 잘 살고 있는 걸까?'라는 생각이 들 때가 있어요.

갑자기 나의 현재가 조금 낯설게 느껴졌다면, 너무 앞만 보고 달려온 것은 아닌지 점검해볼 때입니다. 인생은 마라톤이라는 말처럼, 삶은 페이스 조절이 꼭 필요한 것 같아요. 저를

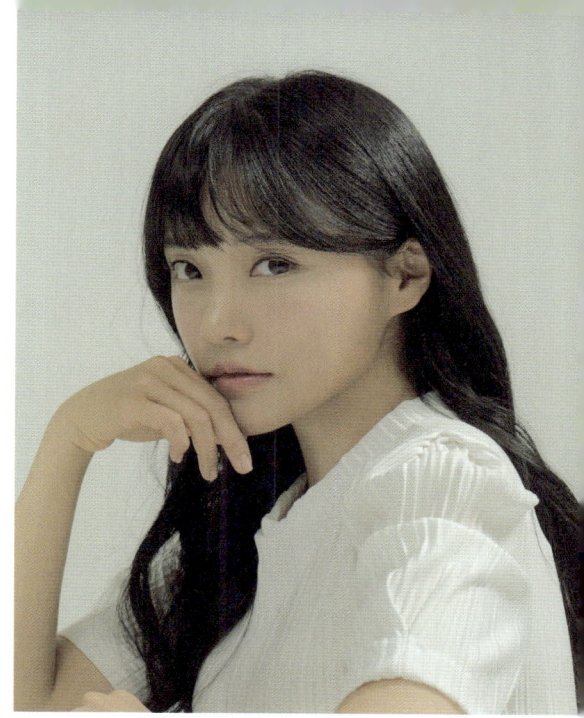

성장시킨 것이 노력과 열정이었다면, 저를 지탱해 주는 힘은 저에 대한 반성과 저에 대한 격려였습니다.

   여러분은 '가슴 뛰는 꿈'을 갖고 있나요? 지금 이 순간의 소중함을 잊고 있진 않은가요? 앞만 보느라, 현실에 지쳐서 자신의 꿈과 가능성을 포기하지 않았으면 해요.
   매 순간 최선을 다해 살아왔다면 우리는 우리 인생을 반드시 사랑할 수밖에 없을 거예요.

   저는 이 책을 통해 누구에게도 말하기 어려웠던 저의 이야기를 조심스럽게 꺼내볼까 합니다. 평범했던 수험생 시절부터 시작된 나의 길, 나의 인생 이야기는 나의 이야기이자, 우리의 이야기가 아닐까 싶어요.

   살아온 날보다 살아갈 날이 더 많아서 마음은 '청춘'.
   앞으로 이루고 싶은 것은 많지만, 막막한 현실 속에 사는,
   이 세상의 모든 사람들을 응원하며, 저의 꿈과 인생을 살포시 열어 봅니다.

프롤로그 PROLOGUE
"내 인생 내가 사랑하지 않을 수 없네"   004

MAKE A Magic 'Make-Up'
01	꿈을 색칠하는 소녀	008
02	우연인 듯 필연인 듯 - 나의 길을 갑니다	012
03	어른이 된다는 것	016
04	화장품 파는 소녀	020
05	백스테이지(BACKSTAGE)	024
06	스물여섯, 첫 메이크업쇼	028
07	말괄량이 쏭블랑	032
08	나도 여자랍니다	036
09	나의 첫 명함	040
10	칠전팔기	044
11	'메이크업 아티스트'를 꿈꾸는 그대에게! Q&A	048

색을 입히다, 공간을 채우다
12	미소의 마법	050
13	실버 앤 화이트	054
14	나를 표현하는 언어 MAKE UP	058
15	기초의 기초	062
16	퍼스널아이덴티티	066
17	MIX & MATCH	070
18	예쁨을 그리다	074
19	색을 입히다 공간을 채우다	078
20	분위기를 색칠하다	082
21	터치의 마술	086

목 차 CONTENTS

쏭블랑의 메이크업 꿀팁
22 피부타입별 기초스킨케어 노하우 090
23 기초메이크업 실전 노하우 092
24 인상과 느낌을 결정짓는 눈썹 그리기 094
25 자주 묻는 질문 BEST 096

순수한 나로 돌아가기
26 하루 끝 098
27 비워내다 102
28 토닥토닥 106
29 쏭블랑의 보물창고 110
30 INSIDE OUT 114
31 새로움의 발견 116
32 힐링의 조건 120
33 일기를 써요 124
34 재충전의 시간 126
35 꿈은 언제나 현재진행형 130

쏭블랑 PICK
36 '기초스킨케어' ITEM 134
37 '베이스 메이크업' ITEM 136
38 '색조 메이크업' ITEM 138
39 '뷰티맛집' LIST 140

에필로그 EPILOGUE
"세상 가장 아름다운 인사 '고마워요'" 142

MAKE A Magic 'Make-Up' #01

꿈을 색칠하는 소녀

"저의 모든 길은 컬러로 이야기합니다"

고3 때 저는 미대 입시를 준비했습니다. 특별히 재능이 있던 것은 아니었어요. 미술시간이 좋아서 미대에 가야겠다 생각했습니다. 선을 그려 공간을 만들고, 그 위에 음영을 입혀 실제 같은 느낌을 살리는 미술시간은 늘 즐겁고 설레기만 했습니다.

가장 좋아하는 작업은 '채색'입니다. 팔레트 위에 물감을 풀고 섞어 원하는 색을 만들 때 컬러에 색감이 너무 좋았어요. 무채색 도화지 위에 처음 붓칠을 할 때의 두근거림도 저를 설레게 했습니다. 오로지 미술에 집중하는 시간이 행복했고, 멋지게 완성된 작품을 마주할 땐 뿌듯함을 숨길 수 없었어요.

어려서부터 종이와 채색 도구만 있으면 시간 가는 줄 몰랐습니다. 하얀 도화지 위에 색을 칠하다 보면, 컬러는 사람이 되고 풍경이 됐어요. 어떤 색을 선택하느냐에 따라 계절이 바뀌고 분위기가 달라지는 것을 보며 '컬러가 마술을 부린다'라고 생각했어요.

세상의 모든 것은 고유의 컬러를 동반합니다. 우울한 날이 회색이라면 행복한 날은 핑크빛에 비유되곤 하는 것처럼요. 무지개를 그리다 보면 꿈이 자랐고, 노란 풍선을 그리면 행복해졌습니다. 저에게 그림은 표현과 상상의 공간이었고, 컬러는 힐링과 치유의 도구였습니다.

무언가에 집중할 수 있다는 사실도 무척 매력적이었어요. 그림에 몰두하다 보면

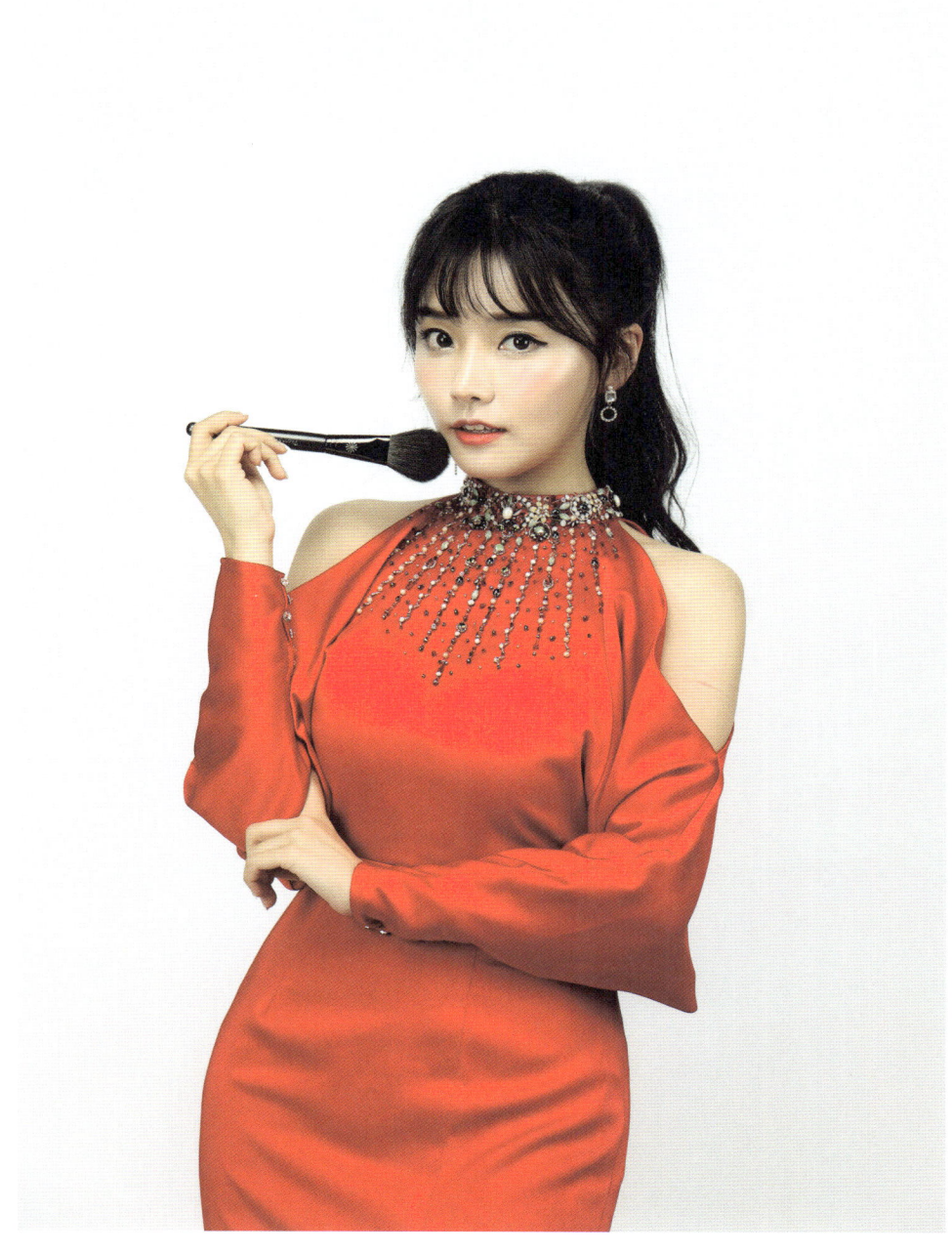

근심이 싹 사라져서 좋기도 했고, 혼자서 차분하게 생각을 정리하다 보면 복잡했던 고민이 단순해지기도 했거든요. 오롯이 나 자신을 만나는 시간의 소중함을 미술시간에 배웠던 것 같아요.

그렇게 미대 진학을 꿈꾸는 고등학생이었던 저는 이제는 메이크업 아티스트가 됐습니다. 미대에 지원했지만 불합격 통보를 받았거든요. 재수 대신 예술학교 뷰티 디자인 학부 진학을 하게 됐고, 또 그 선택이 제 인생에 큰 전환점이 되었어요.

"인생은 정답이 없고, 삶은 늘 배움입니다"

미대 진학은 실패했지만 새로운 목표가 생겼습니다. 이전까지 생각지도 못한 뷰티 디자인 학부 생활은 저에게 낯선 신세계였고, 신선한 자극 그 자체였습니다. 종이 대신 피부에 색을 입히는 작업이지만, 제 손에는 여전히 브러쉬가 들려 있어 행복했습니다.

처음부터 배워야 할 것들이 많았지만 '잘 해 낼 수 있다'는 확신에 가까운 믿음이 있었습니다. 화려한 메이크업 박스를 보면서 제 인생에 2막이 시작됐다는 느낌이 가슴 한 켠에 싹트고 있었거든요.

최상의 아름다움, 파격적인 표현, 강렬한 인상을 만드는 '무대 뒤의 주인공'을 꿈꾸며 모든 길은 컬러로 통하는 저의 스무살 인생이 시작됐습니다. 💎

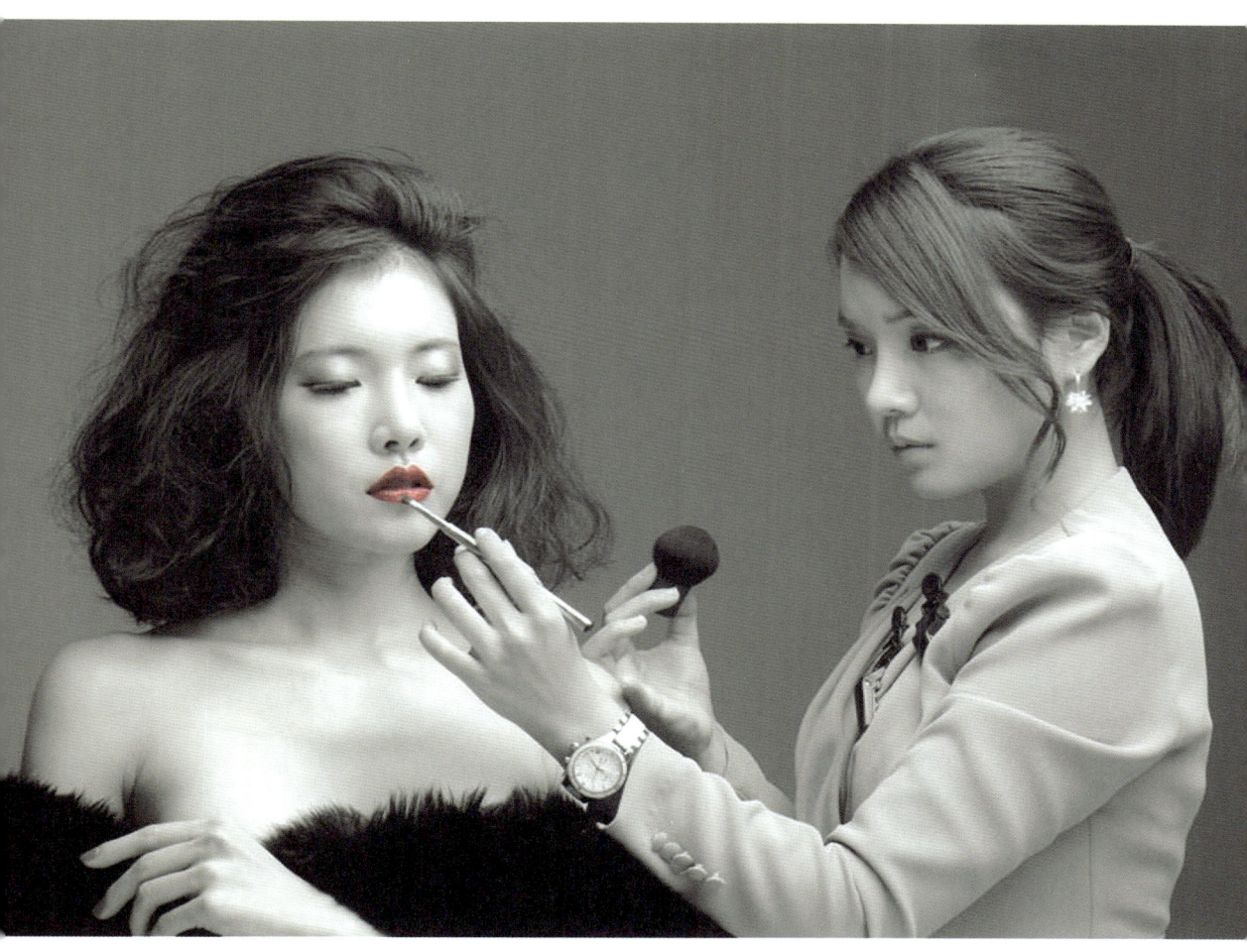

MAKE A Magic 'Make-Up' #02

우연인 듯 필연인 듯 - 나의 길을 갑니다

"그때는 아파도 청춘이고 넘어져도 길 위였습니다.
남은 것은 오직 '재생'뿐이었죠."

"왜 메이크업 아티스가 됐어요?" 현장에서 일하다 보면 자주 듣는 질문입니다. 뷰티를 전공했고, 그 중 메이크업이 적성에 잘 맞았다고 해야 할까요? 수년째 똑같은 고민 끝에 저는 '우연한 기회로 시작된 일이 필연이 되어 내 인생이 됐다'라는 답을 얻었습니다.

서울종합예술학교 뷰티 디자인 학부에 입학하고 뷰티 관련 전공을 택하면서 헤어부터 피부, 네일까지 여러 미용 관련된 공부를 했어요. 그 중 '메이크업'이 제일 재밌고 흥미가 있었어요. 그래서 제가 나아갈 길이라는 확신도 갖게 되었습니다.

10년 전까지만 해도 '메이크업 아티스트'라는 직업은 잘 알려져 있지 않았습니다. 보통 헤어샵에서 메이크업도 함께 했고, 방송이나 행사를 제외하면 메이크업만으로 먹고 살긴 어려운 시절이었어요. 몇몇 유명한 분들을 제외하면 대중들에게는 거의 알려지지 않은 직종이었거든요.

20대 초반의 저는 제 또래 아이들 꿈처럼 빨리 성공하고 싶었어요. 현실적인 부분을 외면할 수 없었습니다. 하지만 메이크업의 색조가 너무 좋았던 저는 타고난 '모험가' 기질로 다시 한번 저만의 선택을 하였습니다.

이십대 소녀감성의 패기라고 해야 할까요? 좋아하는 일 앞에서는 '현실'도 큰 문

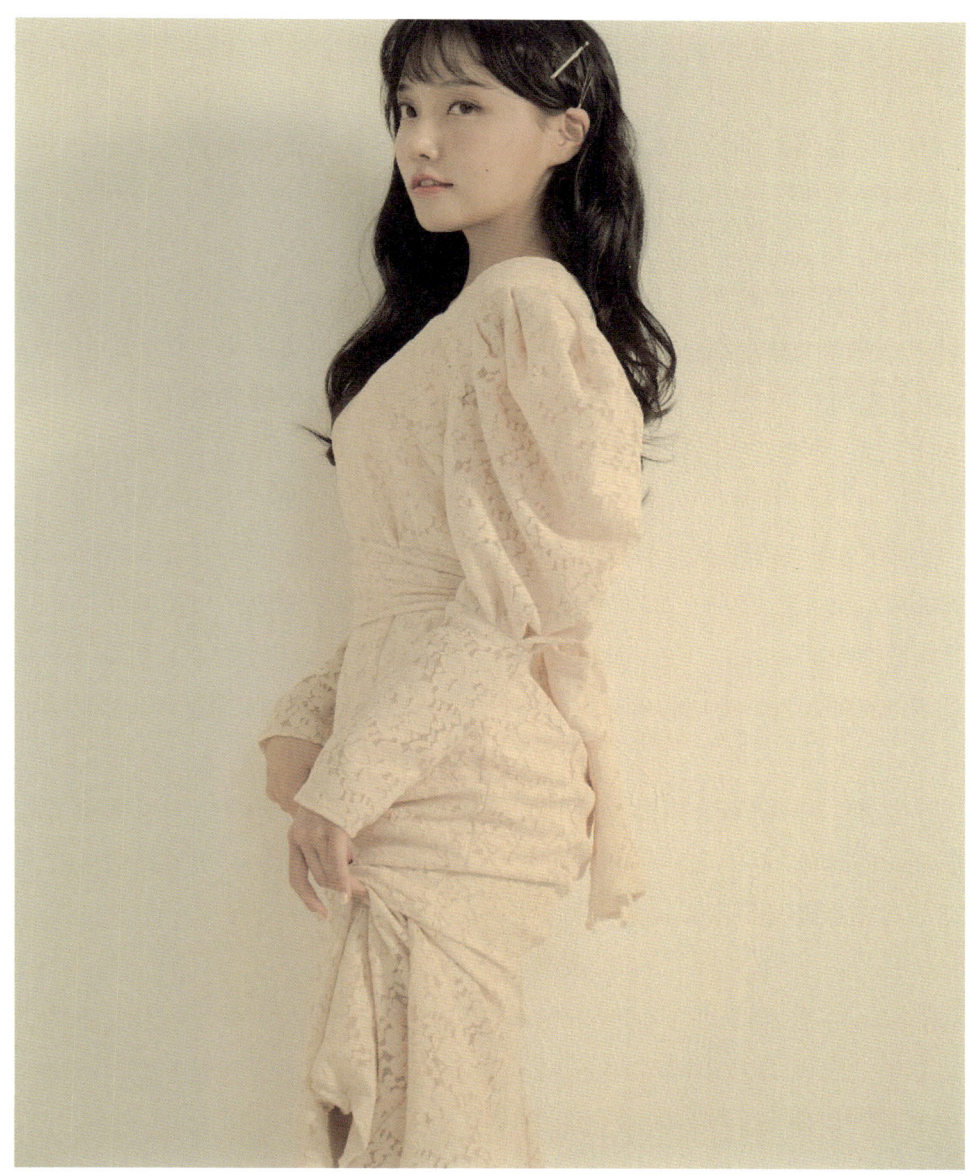

제가 되지 않더라구요. '좋아하는 일로 꼭 성공해 내고 말겠다'라고 다짐하며 겁 없이 메이크업 아티스트가 되기로 결심했습니다.

"꿈은 현재를 인정하고 노력하는 사람에게 주어지는 훌륭한 '선물'입니다"

학부 시절 저는 메이크업이나 일러스트, 바디페인팅 수업에 푹 빠져 있었습니다. 피부를 도화지 삼아 그려내는 '표현의 과정'은 색에 대한 이해가 가장 중요해요.

피부는 종이와 달랐어요. 피부결과 톤에 따라 그 결과가 달라지고, 색조 제품의 미세한 입자나 펄감만으로도 전혀 다른 느낌이 났습니다. 음영을 어떻게 주느냐, 그라데이션을 어느 지점부터 시작하느냐에 따라 전혀 또 다른 사람이 되기도 하니 정말 '마법' 같은 변신을 끌어낼 수 있었어요.

반대로 같은 화장법으로 메이크업을 해도 모델의 얼굴과 피부 상태에 따라 다른 결과가 나오기도 합니다. 그래서 메이크업을 하기 전에는 모델의 얼굴 형태와 피부 상태를 먼저 체크하고, 어떤 컬러로 어떤 느낌을 표현할지 고민합니다. 이후 구체적인 콘셉트와 디자인에 대한 생각이 정해지면 비로소 피부 메이크업을 시작합니다.

이런 섬세하고 꼼꼼한 작업은 제 성격에 잘 맞았고 그만큼 배우는 보람도 컸어요. 무대메이크업부터 뷰티쇼 작품 준비까지 현장실습마저도 참 재미있게 참여하며 제가 선택한 길에 행복을 느꼈습니다

그리고 마음가짐도 이전과 달라졌습니다. 전문 지식과 현장 경험을 쌓는 데 최선을 다했던 것 같아요. 그리고 더 메이크업 전문가가 되기 위한 미래를 설계하며 차곡차곡 꿈에 가까워질 준비를 시작했습니다.

그때의 저는 칠전팔기의 도전정신만이 유일한 성공의 열쇠라고 믿었어요. 이십대의 젊음이 유일한 재산이라 직접 부딪히고 부서지며 꿈을 쫓았습니다. 무엇 하나 쉬

운 것이 없었지만 넘어지고 다쳐도, 저는 여전히 '인생'이라는 길 위에 서 있더라구요. 그렇게 길 위에서 수십 번 자신을 망설이면서도 저는 지금도 메이크업 아티스트로 살고 있네요.

옷깃이 한 번만 스쳐도 인연이라는 옛말처럼, 우리 인생도 '그냥' 경험하는 우연은 없는 것 같습니다. 그 모든 우연이 쌓이고 쌓이면 그것들이 '필연적'으로 나에게 주어진 운명이었음을 깨닫는 날도 오는 것 같습니다.

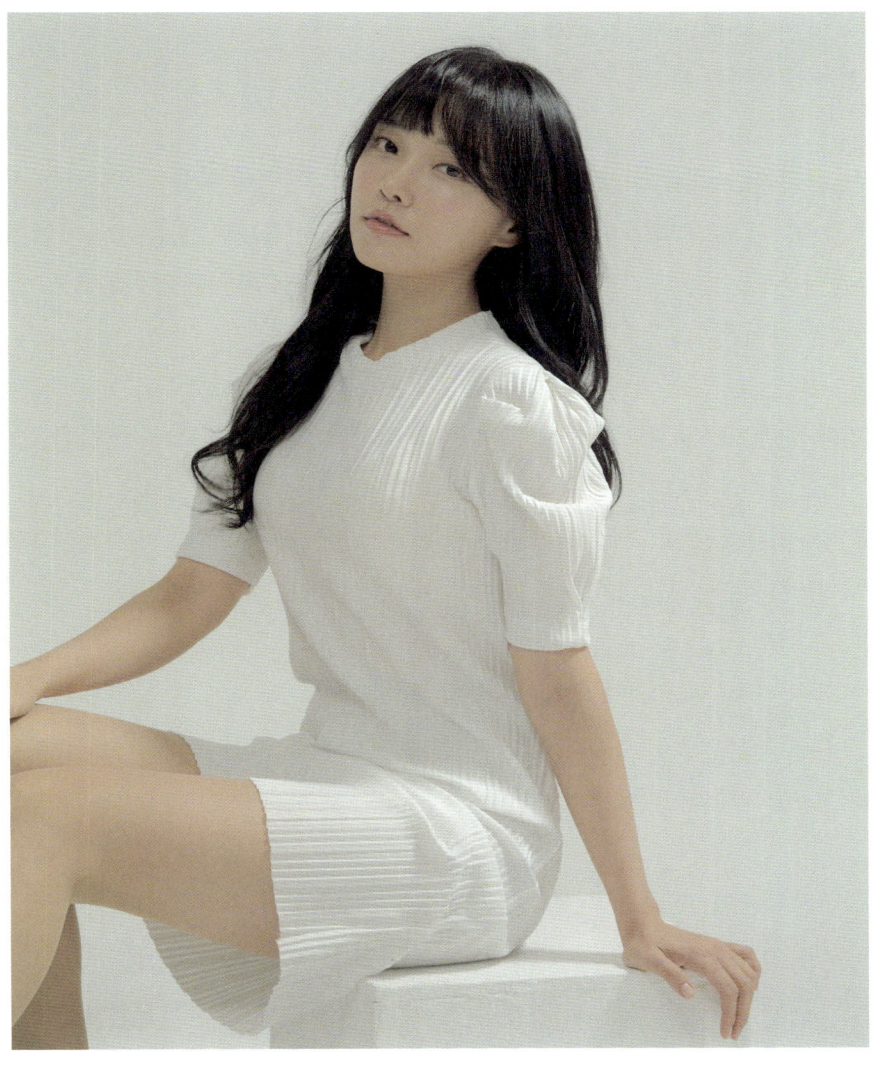

MAKE A Magic 'Make-Up' #03

어른이 된다는 것

*"꿈은 불가능한 오늘의 현실을 언젠가는 가능하게 만들어 주기도 합니다.
아직 꿈이 있다는 것만으로도 설레임이 존재합니다"*

진정한 행복이란 무엇일까요?

저는 꿈이 있는 현실의 일상이라고 생각해요. 꿈은 저에게 항상 희망과 목표를 갖게 해 줍니다. 그리고 희망이 있는 삶은 저를 더 밝게 만듭니다. 힘들어도 웃을 수 있는 긍정의 마음, 지쳐도 다시 일어날 수 있는 작은 용기는 '꿈'이 저에게 주는 에너지가 아닐까 싶어요.

프리랜서 메이크업 아티스트로 10년 넘게 일하고 있는 지금도 여전히 꿈을 꿉니다. 이전보다 조금은 더 현실적이고 구체적입니다. 그만큼 어깨도 무거워지고 실패에 대한 두려움도 가지고 있죠. 어른이 된다는 것은 자유가 주어짐과 동시에 그만한 책임도 따른다는 사실을 실감하며 성숙해 가는 것인지도 모르겠습니다.

성인의 자격은 시간이 가면 누구에게나 주어집니다. 동시에 많은 자유가 허락되지요. 어디든 갈 수 있고, 누구를 만나든, 무슨 일을 하든 자신의 의지대로 살아갈 수 있습니다. 말 그대로 거의 '완전한 자유'를 누릴 수 있게 되는 거지요.

미성년자인 어릴 때 처음 신분증이 생겼을 때 날아갈 듯 기뻤습니다. 하지만 스무 살이 되고 제가 맞닥뜨린 현실은 생각만큼 자유롭지 못했습니다. 서울종합예술학교에 입학했지만 뷰티를 처음 접하는 저로서는 출발점부터 마치 마라톤을 시작하는

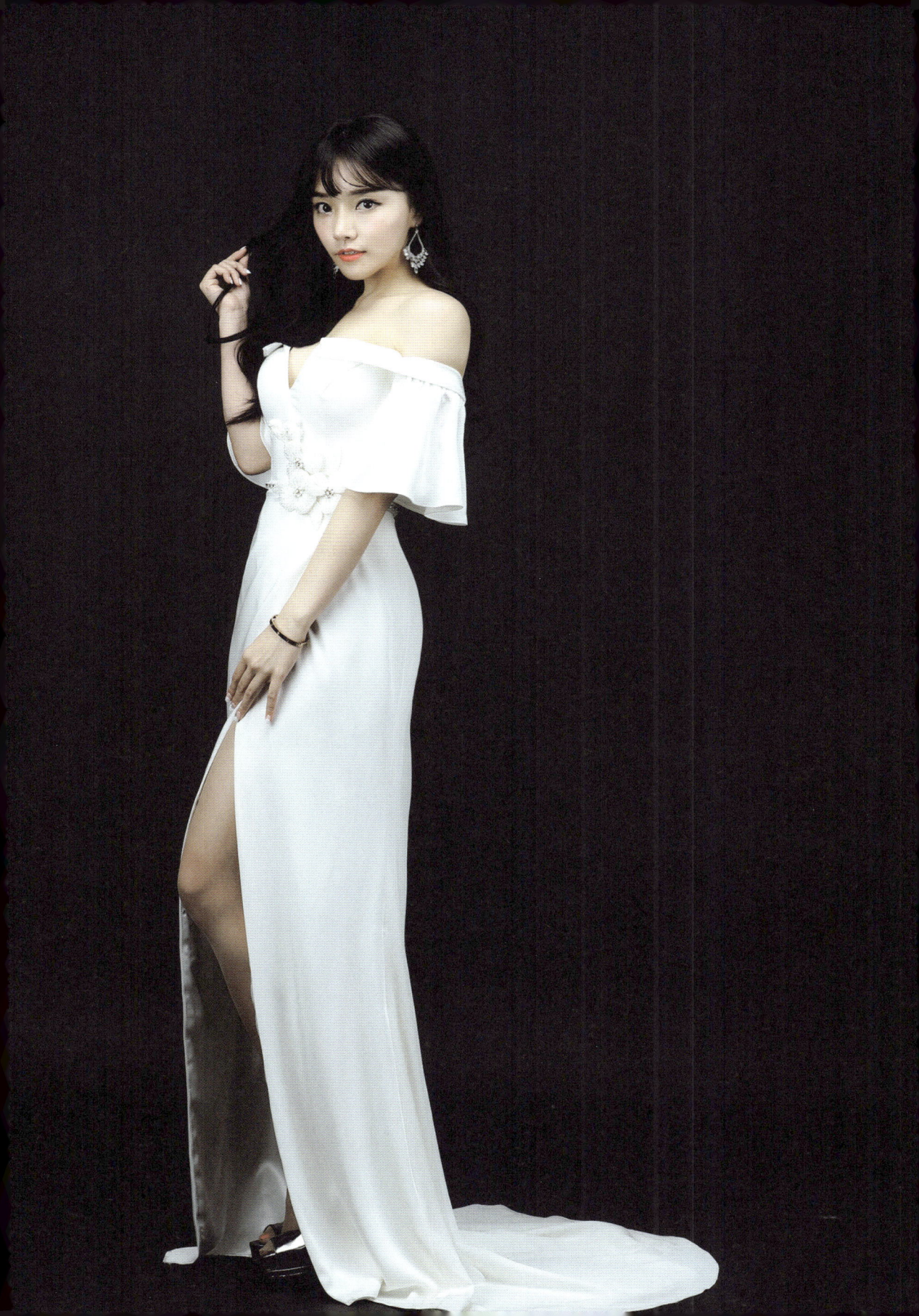

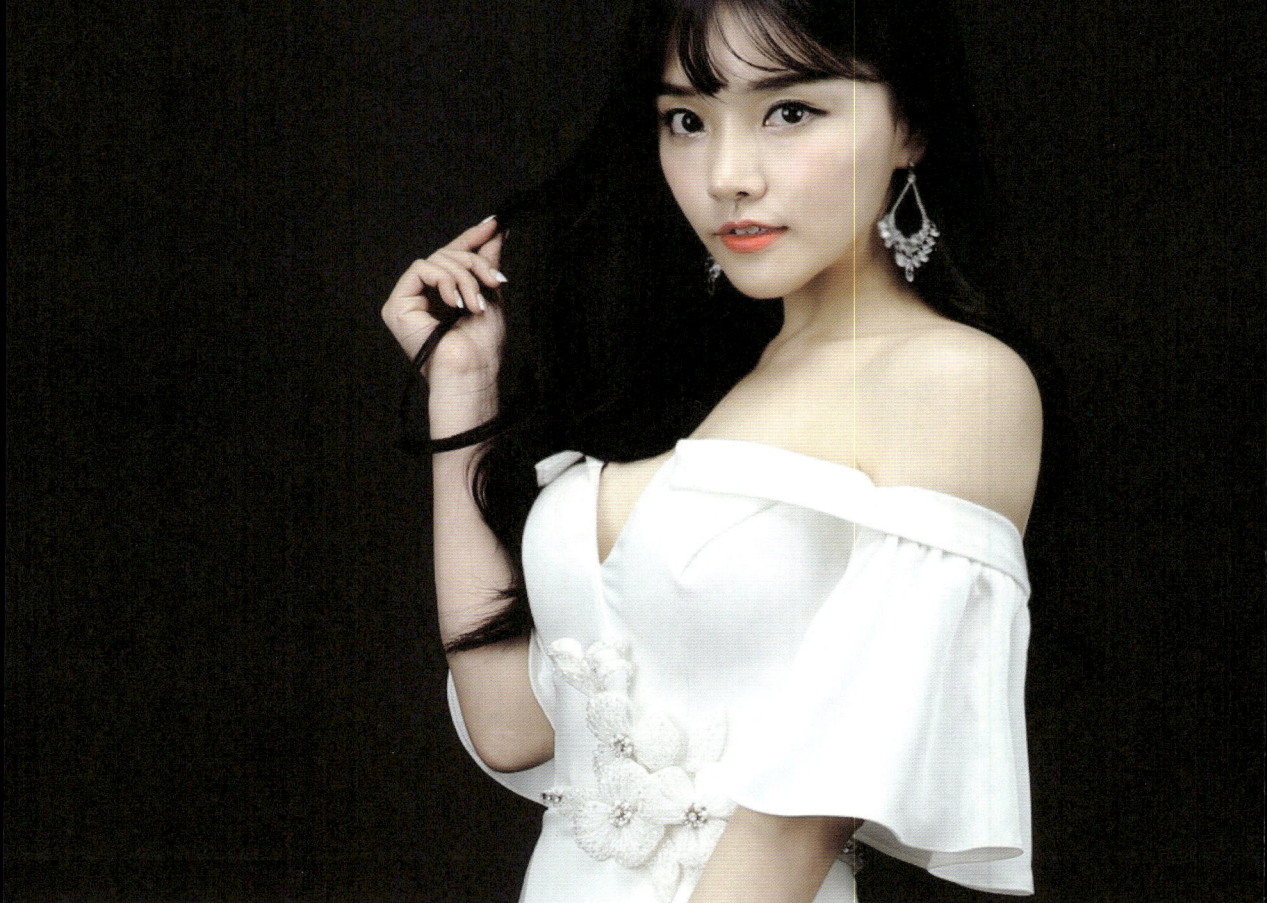

기분이었습니다.

　다행히 학교생활은 기대 이상으로 흥미로웠습니다. 특히 메이크업은 적성에 너무 잘 맞았습니다. 일러스트와 무대분장, 아트 메이크업 수업은 눈이 번쩍 뜨일 만큼 새롭고 재미있었어요.

"한 번의 작은 실패로 무너지는 인생은 없습니다"

　피부 위에 그림을 그리고 색을 입히는 작업은 완벽한 입체미술 그 자체였습니다. 메이크업에 흥미를 느끼고 새로운 꿈을 갖기 시작하면서 일상은 메이크업에 관한

배움과 연구로 활력을 되찾았습니다.

 메이크업은 배우면 배울수록 제 적성에 잘 맞는다는 생각이 들었어요. 정말 잘하고 싶었습니다. 배움의 즐거움이 주는 과정에 그치고 싶지 않았습니다. 최선을 다해 노력하고 그 결과로 성취감을 느껴보고 싶었던 것 같아요. 그래야 제 꿈에 더 가까워질 수 있다고 믿었습니다.

 그렇게 메이크업에 대한 새로움 꿈이 생겼을 때, 저는 다시 태어나는 기분을 느꼈습니다. '꼭 해내고 싶다'는 마음가짐이 저를 더 강인한 아이로 성장시켰던 것 같습니다. 의미가 부여된 뷰티학부 생활은 보람의 연속이었습니다.

 새로운 시대가 새로운 가치관을 만든다는 얘기처럼 생각이 바뀌니 세상도 달라 보였습니다. 막연하기만 했던 앞날이 조금 밝아졌습니다. 수많은 가능성을 상상하며 내일이 기다려졌습니다. 꿈은 이루어진다! 저의 일기장에 '희망'을 담은 메시지가 기록되기 시작했습니다.

 그래서
 행복해서 웃게 됐습니다. ◈

MAKE A Magic 'Make-Up' #04

화장품 파는 소녀

"세상에 공짜는 없습니다. 기회도 움직이는 자에게 찾아옵니다"

자기 인생의 주인이 된다는 것은 자유보다 더 큰 책임이 따라야 하고, 그만한 노력이 뒷받침되어야 한다는 사실을 스무살에 처음 알게 됐습니다. 경력도 학력도 미비했던 저의 20대 초반의 포트폴리오 안에는 '화장품을 파는 소녀'라는 키워드가 하나 추가되어 있습니다.

메이크업 아티스트가 되기 위한 공부는 학교에서 배우는 이론과 실습이 전부는 아니었습니다. 마음먹고 시작한 공부인 만큼, 메이크업, 피부미용, 네일아트, 두피관리사, 스포츠마사지 등 미용과 관련된 자격증을 1년 만에 모두 취득했어요. 그만큼 부지런하게 살았어요.

학교가 끝나면 바로 아르바이트를 하러 갔습니다. 시즌마다 달라지는 뷰티 트렌드부터 화장품까지 다양한 공부가 필요했어요. 평소에도 화장품 성분을 공부했고, 지하철로 통학하면서 마주치는 사람들 얼굴을 보며 상상으로 뷰티케어를 시뮬레이션 했습니다. 그리고 잡지나 화장품, 미용재료를 사기 위해 틈틈이 아르바이트를 했습니다.

스무살, 저의 첫 번째 아르바이트는 화장품 판매였습니다. 수입보다 경력이 더 중요했던 학부시절이라 메이크업과 관련된 일 위주로 아르바이트를 했어요. 그 중 화장품 가게는 어린 저에게는 너무나 매력적인 일터였어요. 대중적인 뷰티 트렌드와 소비자 심리를 가장 가까이서 보고 듣고 느낄 수 있었거든요.

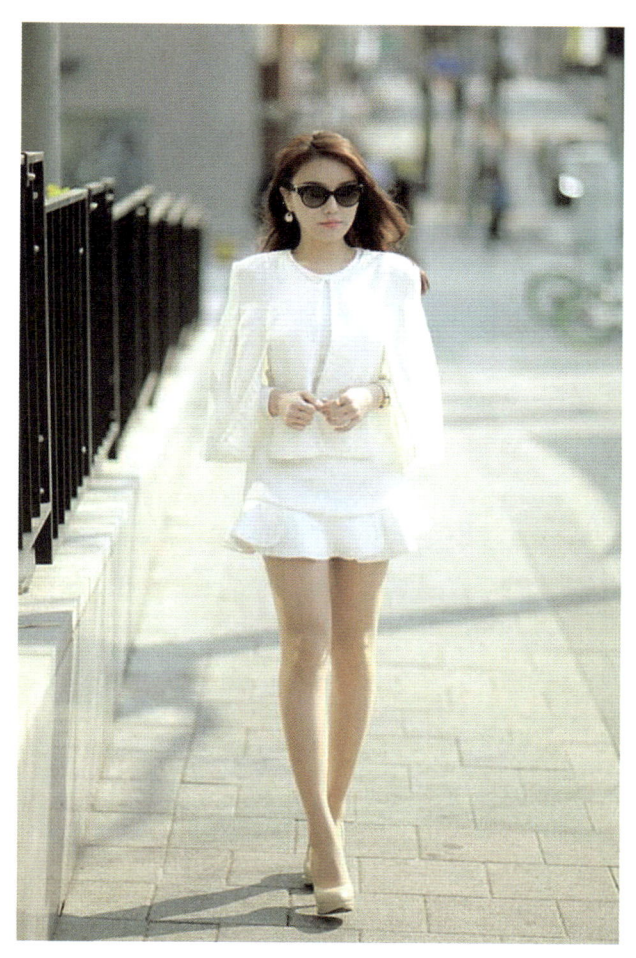

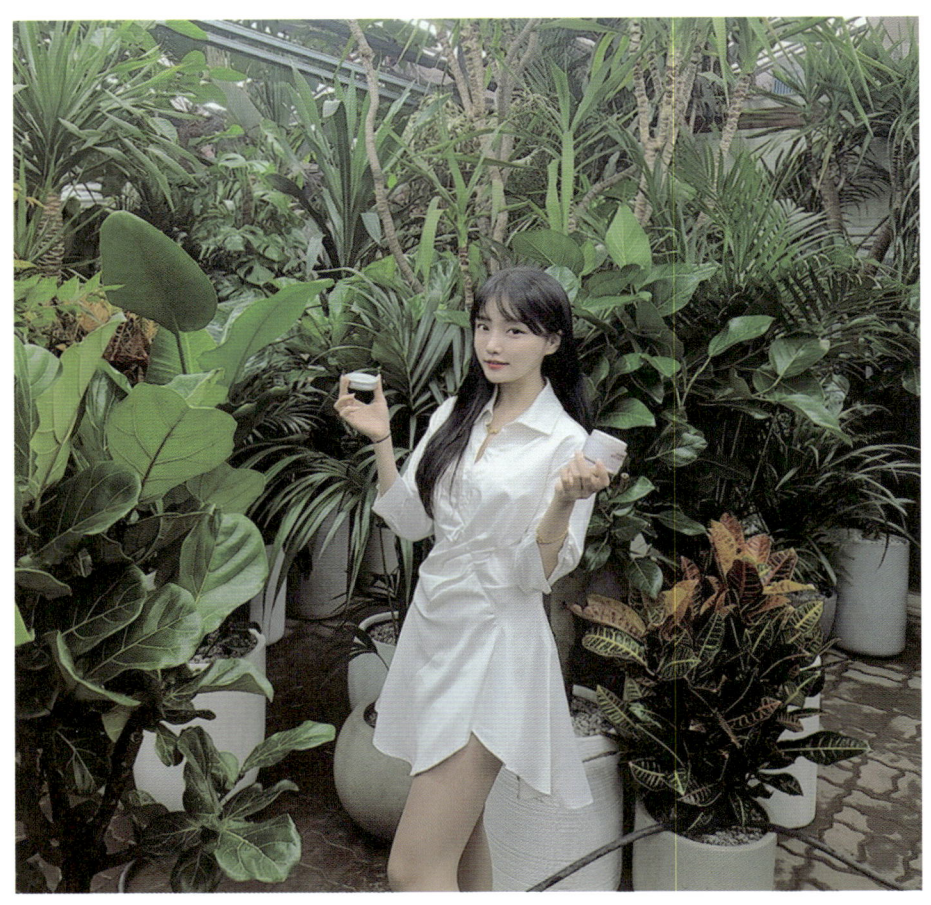

얼굴이 더 사랑스러워 보이는 블러셔 컬러가 무언지 고민하기도 하고, 립 컬러만으로 얼굴이 화사해지는 손님들을 보면서 감탄하기도 했어요. 때로는 제 의견을 더해 제품을 추천하기도 하며 일하는 보람을 느꼈습니다.

"하나의 문을 열면, 또 그 다음 문이 보입니다"

화장품을 판매하며 얻은 좋은 평가와 칭찬에 저는 자신감을 얻었고, 제 일에 더욱 애착이 생겼습니다. 그 결과 훌륭한 메이크업 아티스트가 되려면 화장품부터 피부, 메이크업 스킬까지 다방면에 공부가 필요하다는 생각이 들었어요. 메이크업도 결국 피부를 다루는 일이니까요.

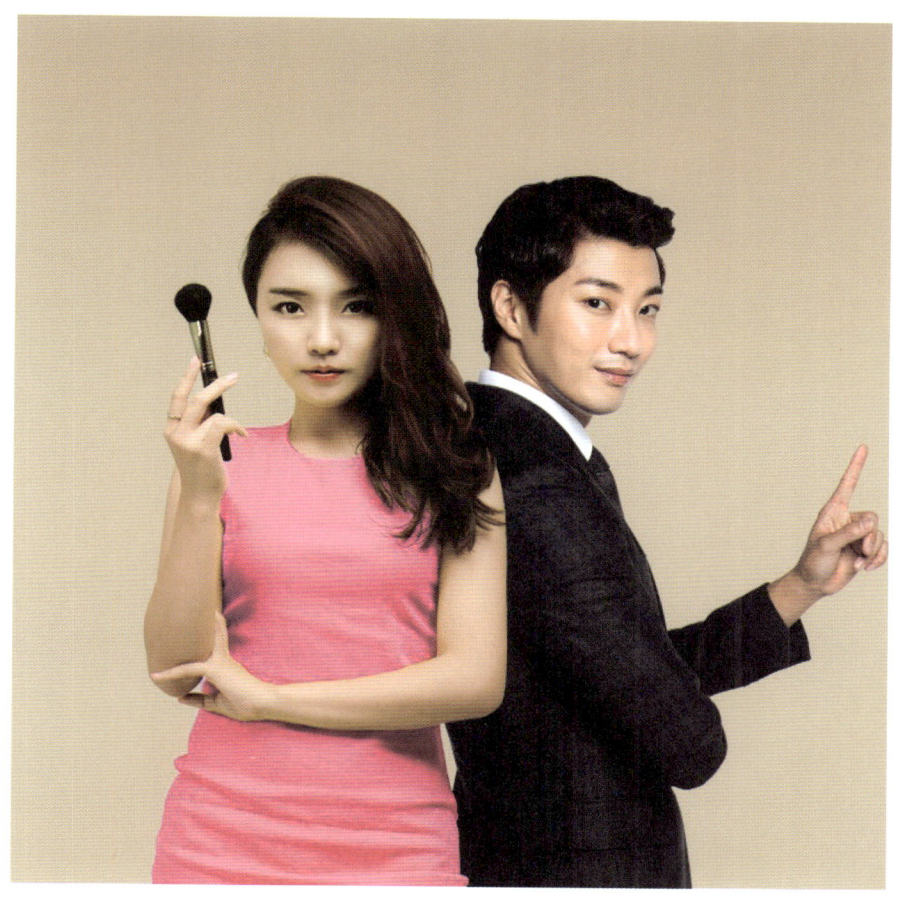

　그리고 제 꿈의 노트에 새로운 다짐이 한 줄 더 생겨났습니다. '진짜는 통한다. 스킬뿐인 기술자가 아닌 나 자신이 브랜드인 뷰티 전문가가 될 것!'이라는 목표입니다.

　기회는 뜻하지 않은 순간 찾아온다고 해요. 결국 준비된 자만이 그 기회를 잡을 수 있다는 말입니다. 당장 내일도 예측할 수 없는 것이 삶이지만 그래서 희망을 갖고 살 수 있는 것 같아요.

　오늘의 노력이 그저 힘들고 지루하게만 느껴질 때가 있어요. 그런 순간 저는 쓸모없는 노력은 결코 없다는 생각을 합니다. 그런 위안이 여태까지 지친 제 마음에 용기를 주었거든요. ♦

MAKE A Magic 'Make-Up' #05

백스테이지(BACKSTAGE)

"외롭고 슬픈 캔디도 '주인공'입니다.
멈추지 않는 열정은 언젠가는 빛이 납니다"

무대 뒤에서의…
최고로 멋진 주인공을 만들던 무대 뒤에 나의 시간들…

조용하게 반짝이는 존재는 아름답습니다. 주인공 옆에서 감동을 주는 배우들을 우리는 흔히 명품조연이라고 부릅니다.

저는 빛나는 조연이라는 말을 좋아합니다. 우리는 각자 인생의 주인공이자, 또 주연을 꿈꾸는 조연이라고 생각해요. 누가 알아주지 않아도 묵묵히 자신을 길을 걸으며 언젠가 완성될 '내 인생의 드라마'가 해피엔딩이길 꿈꾸니까요.

스포트라이트는 언제나 주인공을 향합니다. 그래서 모두가 주인공이 되길 소망하고 또 성공을 꿈꿉니다. 세상에 완벽한 주인공은 없겠지요. 그래서 끊임없이 남들과 자신을 비교하며 조바심을 내고, 미래에 대한 불확실함이 찾아와 저를 힘들게 하기도 합니다.

나의 가치를 결정하는 것은 '나 자신'인 것 같아요. 나를 중심에 두고 보면 세상은 훌륭한 무대가 되고, 평범한 일상도 특별해집니다. 그래서 조금 더 멋진 하루를 살게 되는 것 같아요. 누가 알아주지 않아도 내 삶이 무척 소중하게 여겨집니다.

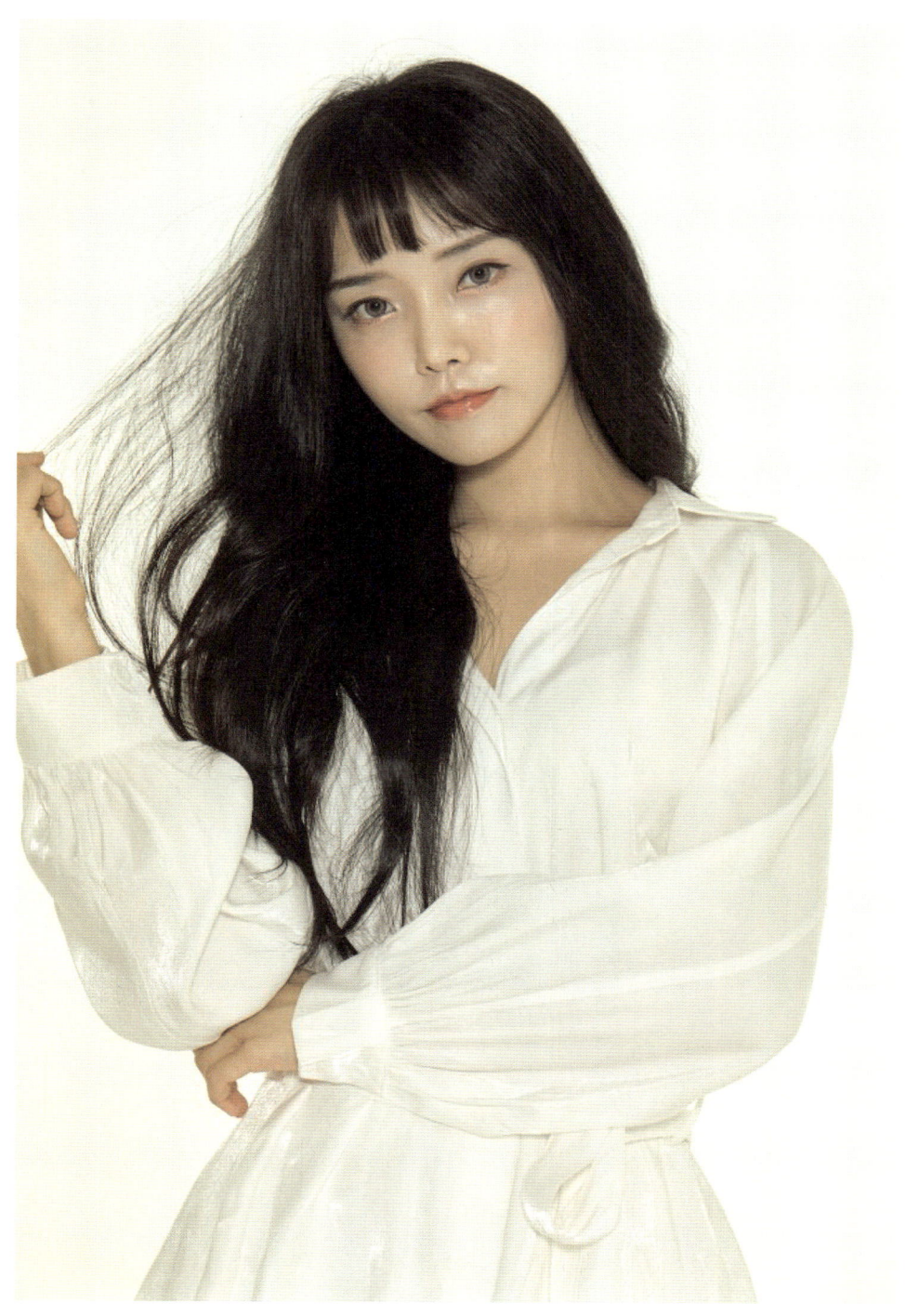

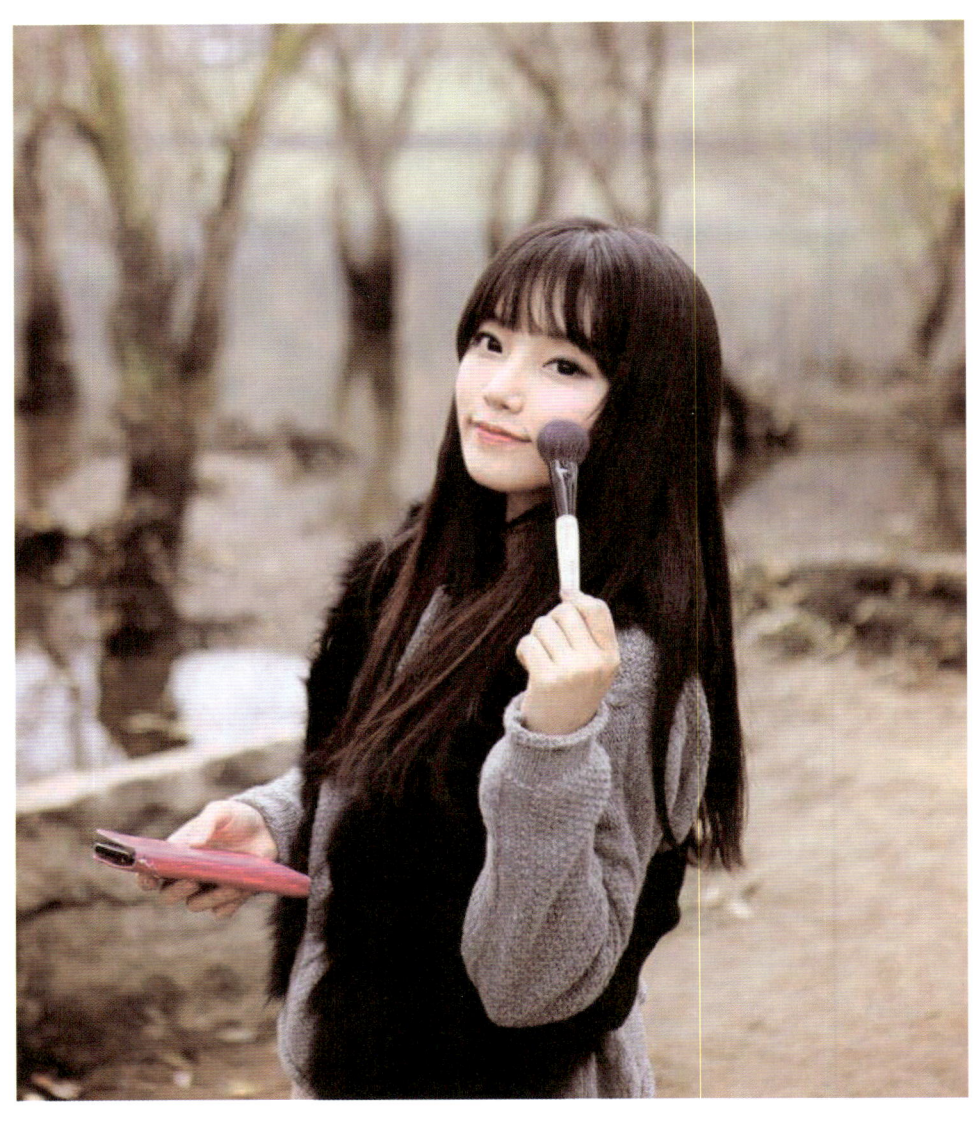

"메이크업은 나에게 삶 그 자체 입니다."

메이크업 아티스트에게 백스테이지는 치열한 삶의 현장입니다. 저의 능력을 발휘할 수 있는 공간이자 또 제가 주인공이 될 수 있는 무대이기도 했어요. 그래서 출장 메이크업을 가는 날은 평소보다 더 꼼꼼히 챙기고 더 준비를 합니다. 그렇게 제 손을 거친 배우나 모델이 무대에 오르면 비로소 마음이 편안해졌습니다.

저는 저 자신을 스포트라이트를 위해 필요한 조연이라고 생각했어요. 담당하는 무대가 커질수록, 유명한 사람들을 만날 기회가 늘어날수록 책임감이 더 커졌습니다.

하나의 무대를 완성하기 위해 저는 없어서는 안 될 중요한 역할을 맡고 있더라구요. 주인공들의 얼굴이 곧 저의 작품이고 저의 프로필이라는 생각이 들자 제 자신이 자랑스러웠습니다. 그리고 누군가를 더 예쁘고 멋지게 만들어 주는 저의 일이 더 보람되고 소중하게 와 닿았습니다.

내 시선이 달라지니, 세상도 달라 보였습니다. ◆

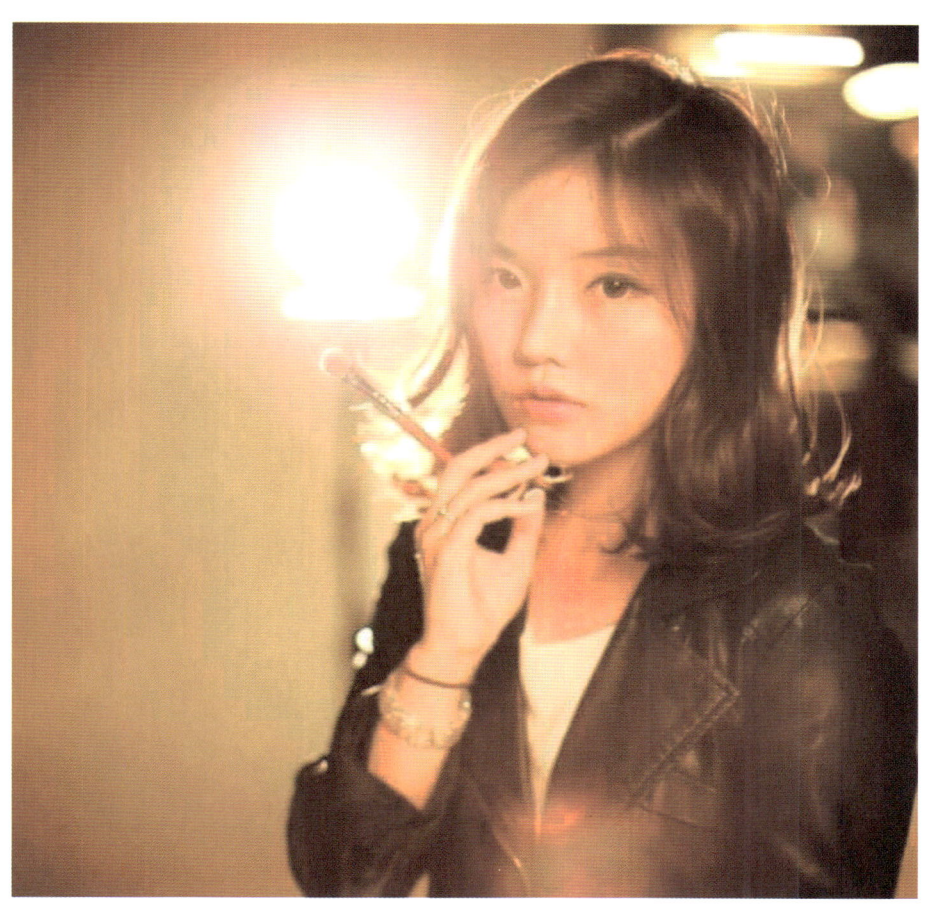

MAKE A Magic 'Make-Up' #06

스물여섯, 첫 메이크업쇼

"무대 뒤에서 무대를 꿈꿉니다"

그때는 쉬지 않고 정신없이 일하던 시절이었던 것 같아요. 조금은 강박적으로 일에 기대어 '성공'과 '행복'을 찾으려 애썼습니다.

무작정 일을 찾아서 했습니다. 그리고 시간이 나면 백화점에 가서 메이크업 행사장을 구경했습니다. 럭셔리한 조명 불빛을 받으며 신제품을 소개하고, 예쁜 모델을 초청해 메이크업하는 방법을 보여주는 메이크업 아티스트분들의 쇼를 즐겨 보았습니다.

유명 브랜드가 개최하는 뷰티클래스나 메이크업쇼는 저에게 꿈의 무대였습니다. 유명 회사에 소속되어 시연회를 진행하는 메이크업 아티스트가 많지 않았던 때였고, 그만큼 관객들의 호응도 뜨거웠어요. 뷰티클래스 자체가 생소했던 때였어요.

"관객 앞에서 내 메이크업 쇼를 하면 어떤 느낌일까? 정말 떨리겠지?"
"나는 언제쯤 저렇게 멋진 메이크업쇼를 할 수 있을까?"

무대를 장악하는 메이크업 쇼를 보면서 '나도 조만간 내 무대에 서보고 싶다'는 강한 생각이 들었습니다. 분장실과 백스테이지가 아닌, 무대에서 오직 여성들을 위한 뷰티스타일링을 소개하는 '메이크업 쇼'. 생각만으로도 설레었어요.

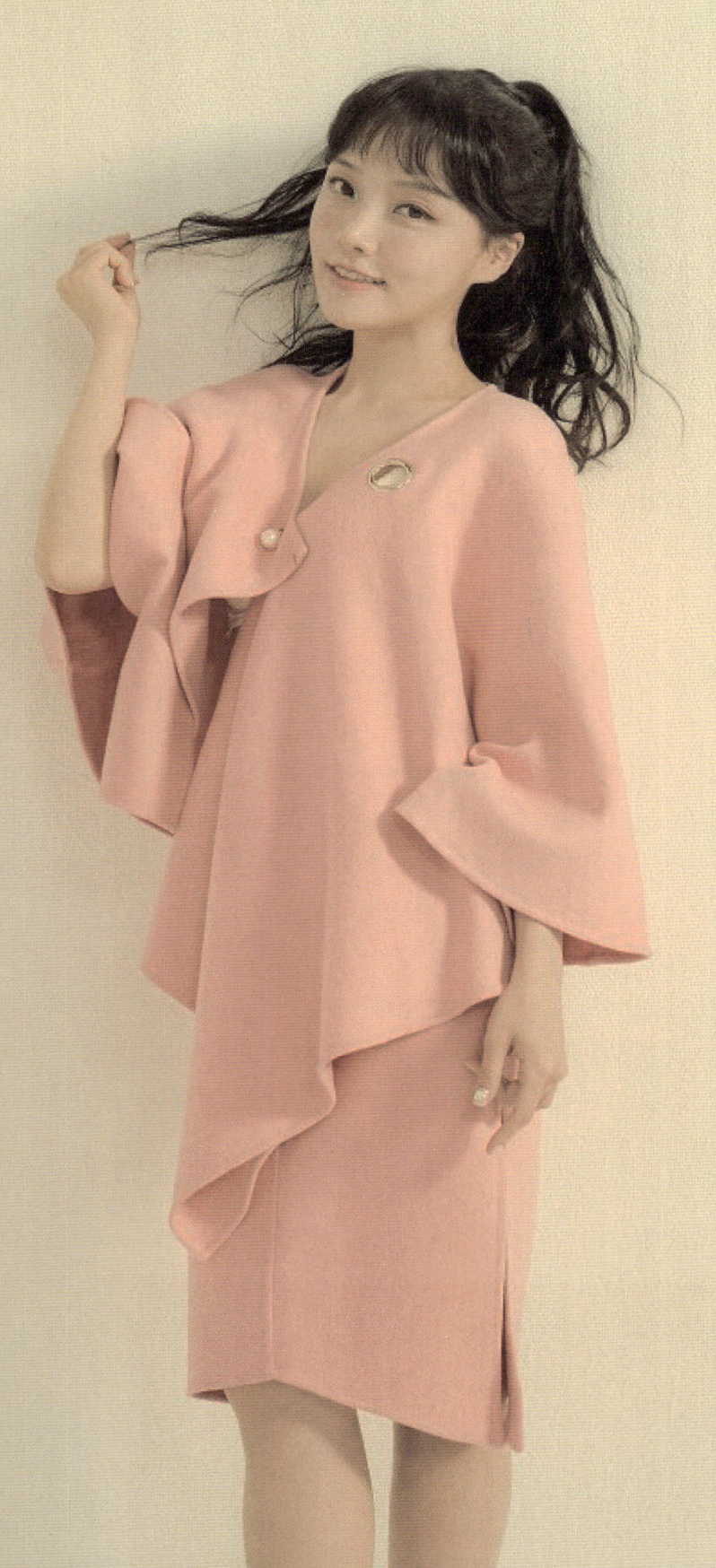

"'나'의 소망은 '우리'를 만나서 '감동'이 됩니다"

　　스물여섯살 겨울 무렵, 내 생애 첫 무대인 메이크업쇼를 기획하기로 했습니다. 메이크업아티스트라는 직업이 항상 무대 뒤에만 있어야 하는 것은 아니라는 것을 보여주고 싶었어요. 뷰티와 메이크업 자체가 하나의 콘텐츠이자 퍼포먼스가 될 수 있음을 알리고 싶었습니다.

　　일단 두 눈을 감고 차분하게 생각을 정리해 보았어요. 가장 먼저 떠오른 단어는 '치유와 소통'이었습니다. 마음속으로 무대 위에 서 있는 저에게 질문을 던져 보았습니다. '나의 첫 메이크업 쇼를 의미 있게 만들 수 있을까?', '메이크업을 가장 원하는 사람들은 누구일까?', '마음까지 치유하는 메이크업은 무엇일까?' 수많은 생각이 떠올랐습니다.

　　화장하고 꾸미는 일이 이젠 익숙지 않은 일상이 된 주부들. 바로 어머니가 떠올랐습니다. 결혼과 출산, 살림과 육아에 지친 평범한 주부들은 꾸미고 싶어도 꾸밀 기회가 별로 없잖아요. 나보다 가정과 가족을 먼저 생각하는 '위대한 여자들'에게 좋은 선물이 아닐까 싶었어요. 그렇게 세상의 모든 엄마들을 위한 메이크업을 통해 '감사와 응원'의 자리를 만들어 보자 결심했습니다.

　　아름다움을 향한 여자의 욕심은 당면한 여자의 권리입니다. 외면의 변화로 얻어지는 또 다른 자신감을 통해 '힐링'하는 시간을 만들어 보고 싶었습니다. 그리고 '메이크업 아티스트의 손길은 어느 특정인만을 위한 것이 아닙니다. 누구든지 원하는 순간 멋지게 변할 수 있다'는 것을 보여드리고 싶었습니다.

　　'이 세상에 못생긴 여자는 없다. 다만 자신을 메이킹하는 방법을 모를 뿐이다'라는 타이틀을 만들었습니다. 메이크업에 대한 여자들의 생각을 담고 싶었어요. 누구나 메이크업으로 아름다워질 수 있다는 저의 작은 소신이기도 했습니다.

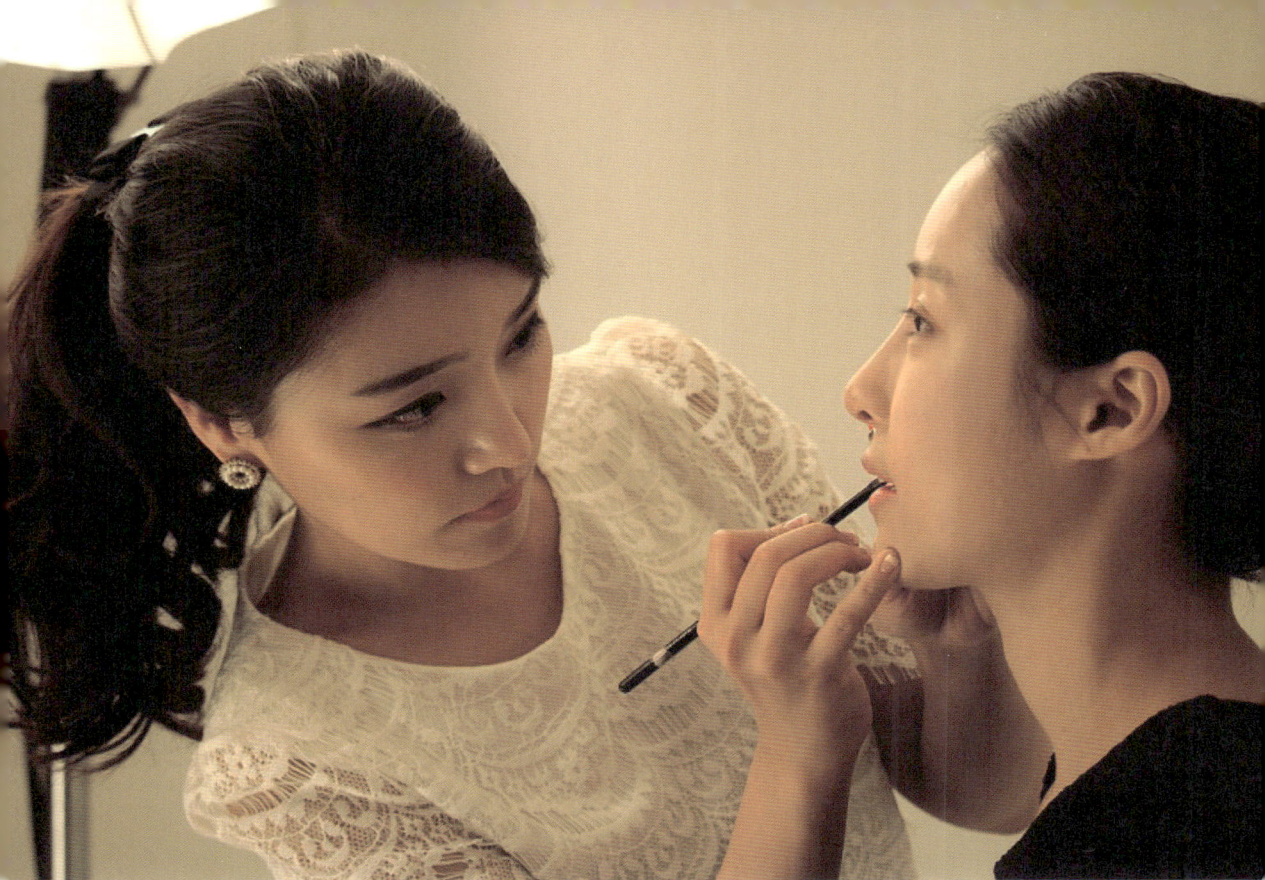

여기서 자신의 아름다움을 메이크업하는 일이란 단순히 기술만을 뜻하는 것은 아니었습니다. '스스로를 아끼고 사랑하는 모든 것'을 메이크업 시연을 통해서 이야기하고 싶었어요.

메이크업이란 자신을 사랑하는 마음으로, 외모의 단점을 인정하고 개선할 수 있는 자신감을 되찾는 '힐링의 도구'라고 생각합니다.

저의 작은 꿈이었던 첫 메이크업쇼는 이렇게 시작되었습니다. ♦

MAKE A Magic 'Make-Up' #07

말괄량이 쏭블랑

*"태어나서 숨 쉬는 법을 배우는 사람이 없듯이,
여자의 미에 본능적인 욕구도 똑같아요"*

가끔 어릴 적 사진을 꺼내 봅니다. 까까머리에 분홍원피스를 입고 활짝 웃고 있는 꼬마아이는 무척 행복해 보입니다. 지금 보면 '세상에 이렇게 어색한 조합도 없구나' 싶지만 한편으로는 어린 시절의 제가 저는 사랑스럽습니다.

어릴 적 저는 털털하고 쾌활한 아이였습니다. 호기심이 많고 활발한 성격 탓에 '예쁘다', '여성스럽다'라는 말보다 말괄량이란 말을 자주 들었어요. 남들 눈에는 다소 엉뚱하고 씩씩한 선머슴 같았지만 속으로는 누구보다 예뻐지고 싶은 욕심도 컸던 것 같아요.

어린이날이나 생일에 받고 싶은 선물도 언제나 예쁜 원피스와 화장놀이세트였습니다. 플라스틱 용기로 제작된 가짜 립스틱과 파우더를 갖고 놀면 왠지 제가 더 예뻐지는 것 같았어요. 늘 가방 속에 화장품을 갖고 다니며 화장하는 시늉을 하곤 했네요.

아직 어린아이에게도 '예쁨'은 특별했습니다. 새침한 표정으로 거울을 보며 예쁜 표정을 연습하며 예쁜 척을 연습하기도 했어요. 아무도 몰랐겠지만 '예쁘다'라는 칭찬이 좋았습니다. 멋진 드레스를 입으면 동화 속 공주님이 된 것처럼 어깨가 으쓱해지곤 했네요.

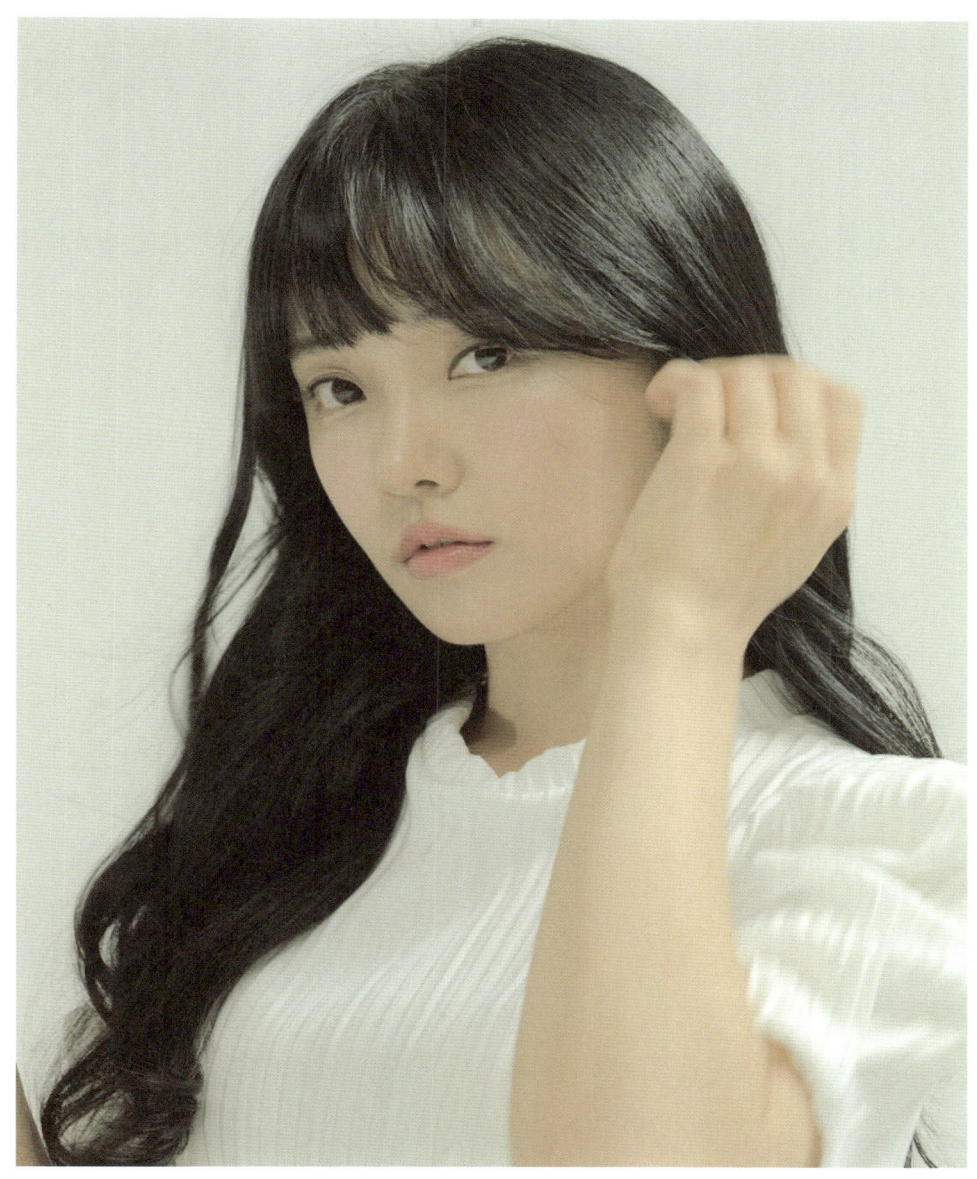

> "여자에게 있어서 아름다움이란 타고난 본능이자
> 또 당당하게 누릴 수 있는 권리입니다"

'화장'이라는 말을 알기도 전에 저의 호기심을 자극한 것은 '엄마의 립스틱'이었습니다. 엄마의 화장대는 늘 미지의 영역이었고 립스틱은 가장 흥미로운 물건이었습니다.

꽃처럼 화사한 빨강, 탐스러운 다홍, 사랑스러운 핑크까지… 엄마 몰래 립스틱을 바르면 멋진 어른이 된 것 같았습니다.

화장대 앞에서 화장품에 온통 정신을 쏟고 있으면 어김없이 엄마의 호통소리가 이어졌습니다. '엄마 화장품 쓰지 말랬지!' 꾸중을 들으면서도 저는 기분이 좋았어요. 머릿속에는 온통 예뻐 보이는 제 얼굴에 대한 만족감으로 가득했습니다.

그 즐거움에 빠져 저는 계속해서 엄마의 화장품을 부러워하며 가지고 놀기를 좋아하는 딸로 유년기를 보냈습니다. 어른들 눈에는 그저 사고뭉치 어린애였지만 저는 저만의 예쁨을 즐겼던 것 같아요.

그때 저는 빨리 어른이 되고 싶었습니다. 마음껏 꾸미고 싶었어요. 혼나지 않고 마음껏 치장하고 꾸밀 수 있는 자유를 가진 어른들이 그저 부럽기만 했습니다.

어른이 된 지금도 완구용 메이크업 박스를 보면 어릴 때 기억이 새록새록 피어오릅니다. 몰래 엄마 화장품을 바르며 날아갈 듯 기뻤던 제 모습과 색조 화장품은 손도 대지 못하게 했던 무서운 엄마의 모습이 생생하게 떠오르기도 합니다.

딸 아이를 아끼는 엄마의 마음을 이제는 잘 알지요. 그럼에도 불구하고 가끔 그 시절 어린아이의 마음이 되어 예쁜 립스틱을 꺼내 조심스럽게 발라 봅니다. 그렇게 립스틱은 저에게 하나의 상징이 됐습니다. 내 안에 처에 지금도 존재하는 '예쁨을 향한 욕망이라는 이름의 전차'와, 철없는 어린 욕심'이 함께한 '추억'이라는 의미로 말입니다.

둥지를 떠난 새가 무의식중에 날갯짓을 하는 것처럼, 여자는 본능적으로 자신의 미적 만족을 추구하는 것은 아닐까 싶어요. 아직 한글도 떼지 못했던 어린아이도 자기만의 예쁨을 무의식중에 쫓는 것처럼요.

그래서 저는 세상 모든 여자의 아름다움을 사랑하고 응원하고 싶습니다.
'잘 하고 있어요! 마음껏 즐겨도 괜찮아요!'라고 말입니다. 💎

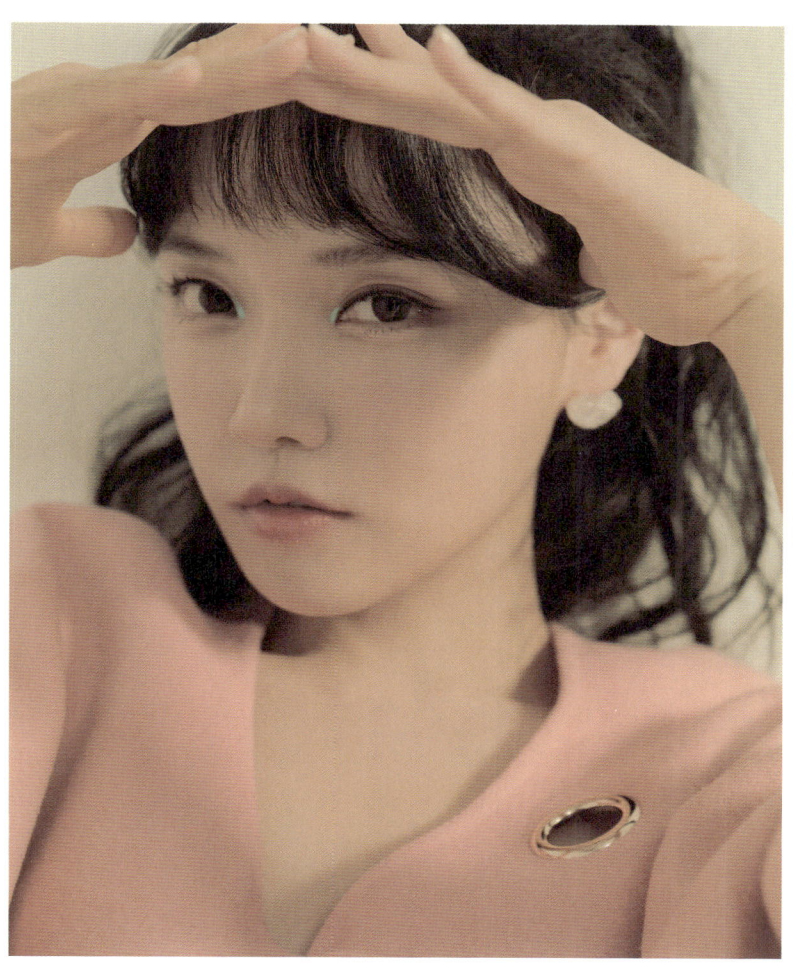

MAKE A Magic 'Make-Up' #08

나도 여자랍니다

"자신의 미적 욕구에 냉정하고 단호한 여자는 결코 없습니다"
"어떤 시대, 어떤 금기 속에서도 여자의 '미에 대한 욕망'은 피어납니다"

요즘 어린 학생들을 보면 격세지감을 느낍니다. '교복이 저렇게 예뻤나' 싶기도 하고 훌쩍 커버린 제 모습이 낯설기도 해요. 특히 엄마나 친구들과 화장품 매장을 구경하는 아이들을 보면 신기하기도 하고 조금 더 부러워집니다.

저의 학창시절은 지금과 많이 닮았고 조금 다른 모습으로 기억돼요. 단정하게 교복을 입고 학교와 학원을 오가는 일상은 똑같지만, 복장이나 용모에 대한 규제와 단속도 심했어요. 당연히 화장하는 학생에 대한 인식도 좋지만은 않았습니다.

학교와 집에서는 '화장'이 금기였지만 학교 밖에서의 사정은 달랐어요. 하두리캠이 인기를 끌고 온라인 커뮤니티 문화가 막 생겨날 때였거든요. 인터넷에는 연예인처럼 예쁘고 잘 생긴 또래가 넘쳐 났습니다. 멋지게 꾸밀 줄 아는 친구들이 '인싸' 대접을 받았어요.

저도 친구들과 프리챌 커뮤니티를 운영했고, PC방에 가서 사진 찍는 걸 좋아했습니다. 엄마 몰래 렌즈도 사고 화장도 해가며 한껏 멋을 부렸어요. 특히 화장품은 어른들에게 들키면 뺏기는 '압수품목'이었던 만큼 신줏단지 모시듯 소중히 가지고 다녔네요.

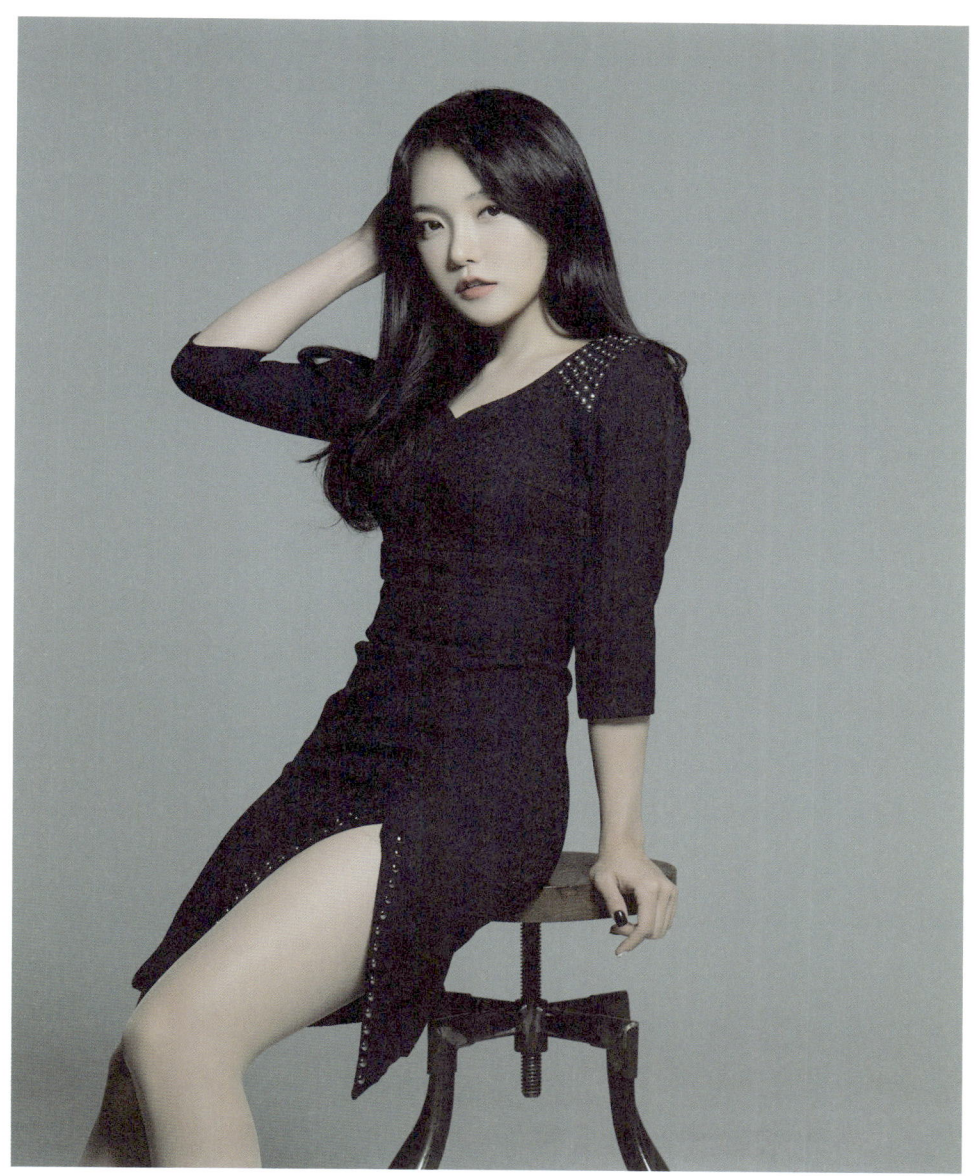

*"정말 간절히 원하면 어디서든 길은 꼭 보이기 마련입니다.
몰래 숨겨둔 여중생의 화장품 파우치를 저는 미워할 수 없는 이유입니다"*

몰래 먹는 과자가 더 맛있다고 하던가요? 어른들의 단속이 심해질수록 '예뻐지고 싶은 마음'이 더 간절해졌습니다. 친구들과 어울려 화장품을 구경하러 다니고 용돈을 모아서 화장품을 사 모았습니다. 여느 여자와 같이 저도 늘 예쁨에 목이 말라 있었던 것 같아요.

말 그대로 '한창 예뻐지고 싶을 나이'에 화장품 가게는 최고의 놀이터였어요. 당시 유행했던 분홍 간판의 화장품 가게는 저 같은 학생들로 늘 붐볐습니다. 학생들 사이에서 컬러 로션과 틴트, 투명립밤, 써클렌즈가 큰 인기를 끌었고, 너나 할 것 없이 교복 재킷 주머니 안에 작은 손거울과 꼬리빗을 가지고 다녔어요.

쉬는 시간마다 거울 앞에 서서 머리 모양을 매만지고, 화장품을 조금씩 찍어 발라 보는 재미에 점심시간을 다 쏟아부어도 아까운 줄 몰랐습니다. 학교가 끝나면 가진 화장품을 총동원해 저를 꾸미고 학원에 갔어요. 자기만족이 충만한 '예쁨폭발'의 순간이었죠.

화장품은 컬러로션과 톤업 기능이 있는 선크림과 입술 보호제, 틴트 이렇게 네 가지가 전부였어요. 학교와 집, 학원을 오가는 제게 허락된 화장품의 최대치가 딱 그 정도였거든요. 화장이라고 말하기도 부끄러운 수준이지만 '나를 꾸밀 수 있다'는 자체가 좋았던 것 같아요.

"여자의 아름다움을 향한 첫 마음은 늘 사랑스러움으로 기억이 됩니다."

10대 시절 저의 메이크업은 '얼굴은 하얗게, 입술을 빨갛게'로 요약됩니다. 선크림으로 베이스를 깔고 그 위에 컬러로션을 바른 다음, 입술에 포인트를 주는 거예요. 피부만 하얘져도 얼굴이 열 배는 예뻐 보였어요. 목과 얼굴색이 차이는 조금도 개의치 않고 오직 '하얀얼굴'에 만족했네요.

　선생님의 눈을 피해 공병에 컬러로션을 덜어 가지고 다니며 파운데이션 대신 활용했습니다. 메이크업 베이스는 선크림이 대신했어요. 그래서 선크림은 꼭 톤업 기능이 있는 제품만 고집했습니다. 입술은 컬러감이 있는 입술 보호제를 주로 사용했지만, 포인트가 필요할 땐 발색이 진한 틴트를 발랐어요.

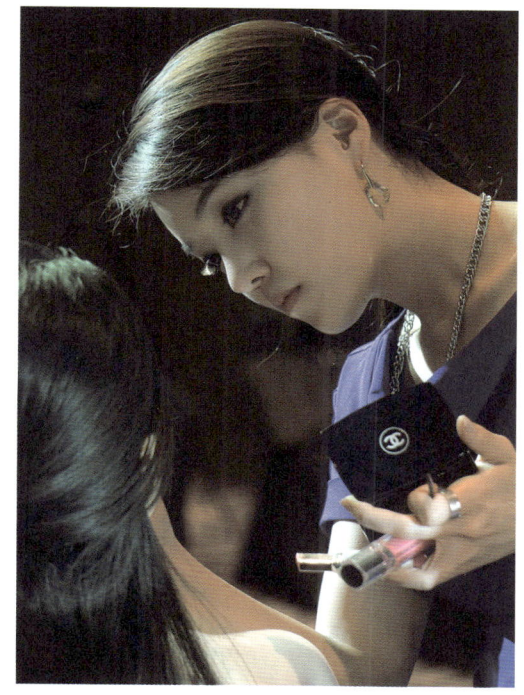

　그땐 뷰티 관련 정보를 쉽게 구할 수도 없었어요. 잡지나 커뮤니티 정보를 참고해 주먹구구식으로 흉내내는 정도였죠. 누구도 화장하는 법을 가르쳐 주지 않았지만 저는 스스로 저를 꾸미는 방법을 찾아냈습니다.

　직접 꾸미고 써 보면서 예뻐지는 방법을 고안해냈습니다. 저는 손재주가 있는 편이었거든요. 더 나아가 관심과 열정만큼은 전문가 못지않았던 것 같아요.

　공부보다 화장이 더 좋았고, 필기구보다 머리빗이 더 좋았던 사춘기였습니다. 사춘기가 신체의 변화에만 찾아온 것은 아니었나 봅니다. 놀기 좋아하고 쾌활한 말괄량이의 외면에 '여성스러움'이라는 욕망이라는 전차가 생긴 거지요.

　여자는 누구나 예뻐지고 싶고 예뻐질 수 있다고 합니다. 그렇게 저도 여느 여자처럼 예뻐지고 싶고 예뻐질 수 있다고 생각하는 '여자'가 된 겁니다. ◆

MAKE A Magic 'Make-Up' #09

나의 첫 명함

"여러분의 꿈과 사랑을 메이크업하세요"
- 메이크업 아티스트 문송희

저의 첫 명함에 적혀 있는 문구입니다.

스물한 살에 프리랜서로 일을 시작했습니다. 뷰티학부에 재학 중이었지만, 학교 공부만큼 사회 경험도 중요하다고 생각했어요. 이론보다 확실한 경험의 필요성을 느끼며, 사람들과 '소통으로서의 뷰티'를 고민했습니다.

'어디서부터 어떤 사람을 만나야 할까?', '나는 무엇으로 사람들과 소통할 수 있을까?' 제 자신에게 질문을 던져 보았습니다. 의외로 단순한 답이 돌아왔습니다. '포토그래퍼는 사진으로 소통하고, 요리사는 음식으로 소통한다. 그렇다면 "나는 아름다움으로 소통하자"라는 생각이 들었어요.

프리랜서로 일할 결심이 서자마자 저는 뷰티 분야에서 성공한 사람들에 관하여 연구를 해 봤습니다. 뷰티업계에서 성공한 선배님들의 이야기를 강연과 책을 통해 접하였습니다. 제 이름을 걸고 처음 시도하는 일인 만큼 앞서 인생을 살아온 선배님들의 배움과 경험을 듣고 싶었습니다.

동종업계에서 성공한 선배님들의 이야기는 제게 큰 힘이 됐습니다. '타인을 이해하는 공감', '새로움을 두려워하지 않는 도전', '흔들림 없는 자기 확신과 자신감', 등등 그동안 생각지 못했던 많은 것들을 직·간접적으로 배우고 느끼게 됐습니다.

Makeup Artist

꿈과 아름다움을 사랑하는여자 문송회 입니다.
여러분들의 소중한 꿈과 사랑을 메이크업 하세요.

칼럼&문의 Moonpersian@naver.com

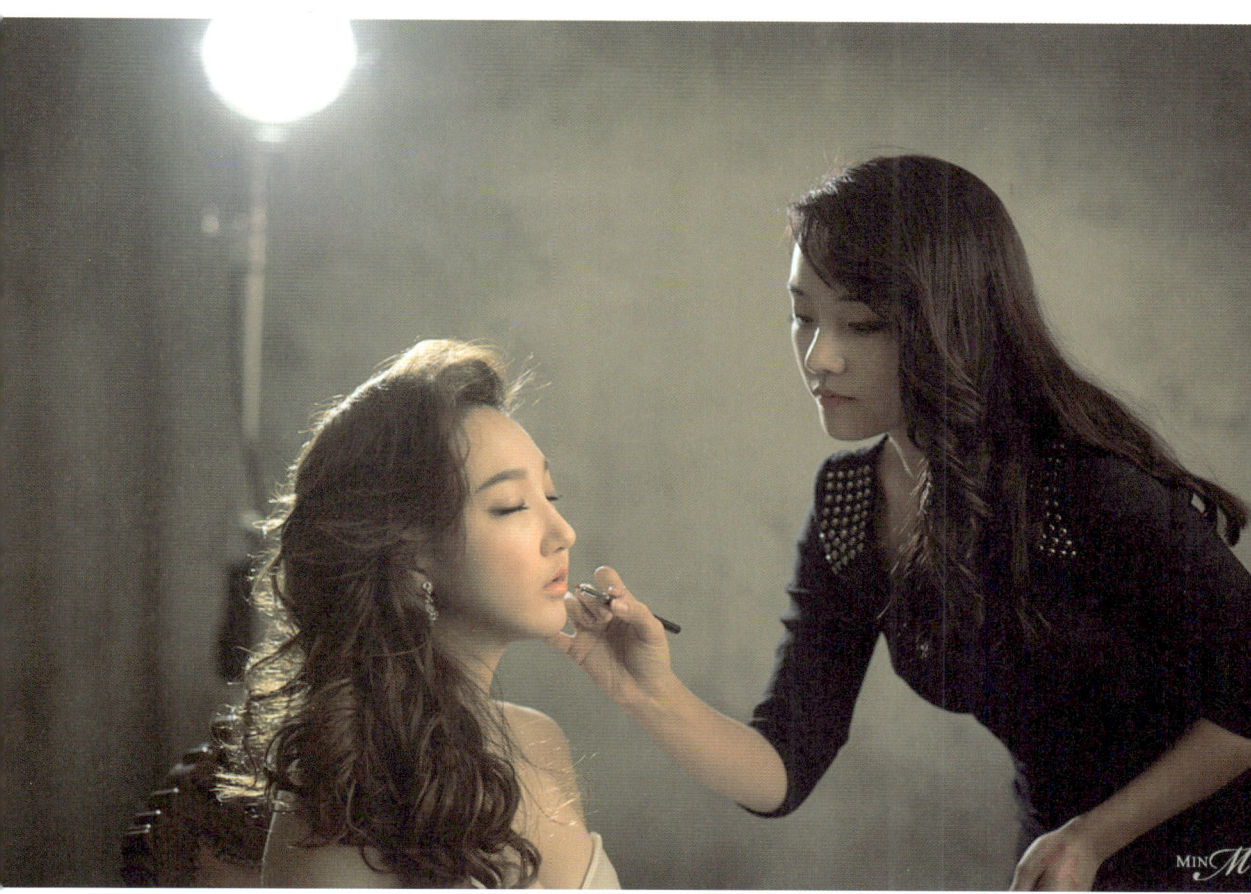

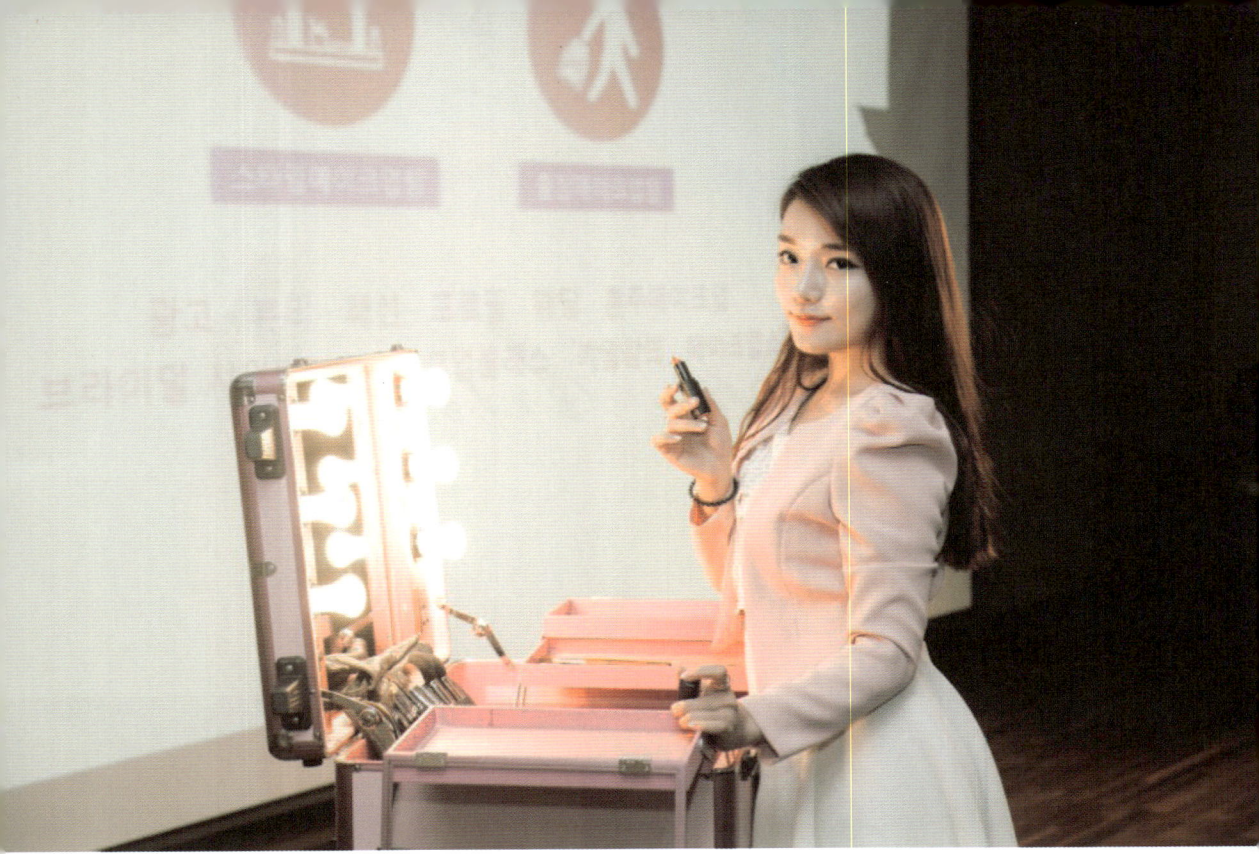

그리고 미용인으로서 제가 가져야할 마음가짐과 앞으로 나아가야 할 방향에 대한 구체적인 청사진을 그리곤 했어요. '아름다움으로 감동과 기쁨을 주자', '메이크업이 필요한 곳이면 어디든지 가자', '그 자체가 아름다움으로 기억되는 메이크업을 보여주자' 이런 다짐을 다이어리에 기록하며 저의 첫 도전을 시작했습니다.

"도전하는 청춘에게 경험은 좋은 약이 됩니다"

사회에 첫발을 내딛는데 스물한 살은 어린 나이라고 말합니다. 오롯이 학교생활에 충실할 수도 있었지만 조금이라도 빨리 의미 있는 일을 찾아내고 싶었습니다. 아름다움은 오직 사람만이 느낄 수 있는 감정이지요. 뷰티로 소통을 결심한 만큼, 만나는 사람들 속에서 저의 가능성을 확인하자 마음먹었어요.

이렇게 저의 첫 명함을 갖게 됐습니다.

여러분의 꿈과 사랑을
메이크업하세요
-메이크업 아티스트 문송희-

꿈과 사랑을 메이크업하는 아티스트'라는 말이 제 마음을 뛰게 했어요. 손에 쥐어진 저에 작은 명함을 보면서, 이름이 부끄럽지 않은 삶을 살자고 굳게 다짐했습니다.

모든 감사하고 또 감사하면서요. 💎

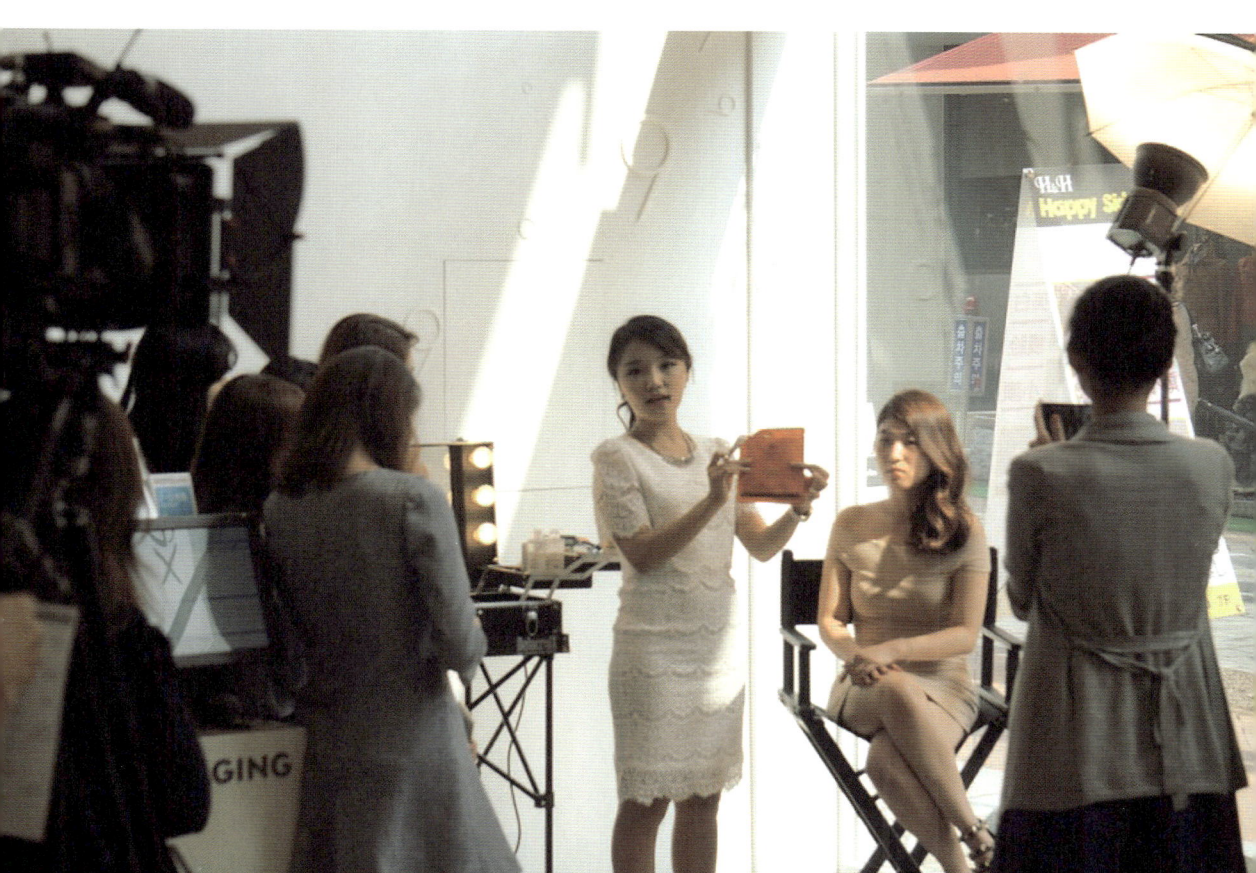

MAKE A Magic 'Make-Up' #10

칠전팔기

*"무한한 상상력은 결국 불가능을 가능하게 바꿉니다.
발로 뛰며 꾸는 꿈은 마침내 현실로 다가옵니다"*

맨땅에 헤딩하듯 일에 뛰어들었습니다. 닥치는 대로 일을 하던 시절에는 불안정한 내일에 대한 걱정이 그림자처럼 따라다녔어요. 일을 하면서도 일을 고민하던 시기였어요. 조금은 강박적으로 일에 기대어 '성공'과 '행복'을 찾으려 애썼던 것 같아요.

저는 그 당시 메이크업 일을 어디서부터 어떻게 시작해야 할지 몰랐습니다. 무작정 일을 찾았지만 마음 한 쪽에 정답은 없었던 것 같아요. 그러다 문득 아이디어가 하나 떠올랐습니다. 바로 일반인을 대상으로 한 '메이크업클래스'였습니다.

누구나 화장을 하지만 '화장수업'은 낯설었던 시절이었어요. 전문적인 메이크업을 배우는 사람들은 자격증이나 학위 취득이 목적인 경우가 대부분이었고, 일반인 메이크업과 전문가 메이크업이 별개의 영역으로 나뉘어 있던 때였어요.

'일반적인 메이크업의 경계를 한번 허물어 보자' 하는 것이 저의 생각이었습니다. 문화센터를 찾아가 메이크업 클래스를 열어보고 싶다고 이력서를 넣었습니다. 인터넷으로 지역마다 설치된 문화센터를 검색해 직접 찾아갔어요. 일반인을 대상으로 한 메이크업 강의 장소로 저는 문화센터가 제격이라고 생각했거든요.

저의 이력서를 받아 본 문화센터 담당자들의 반응은 냉담했습니다. '메이크업클래스'라는 프로그램 자체가 없었던 데다, 20대 초반의 어린 강사를 못 미더워하는 눈

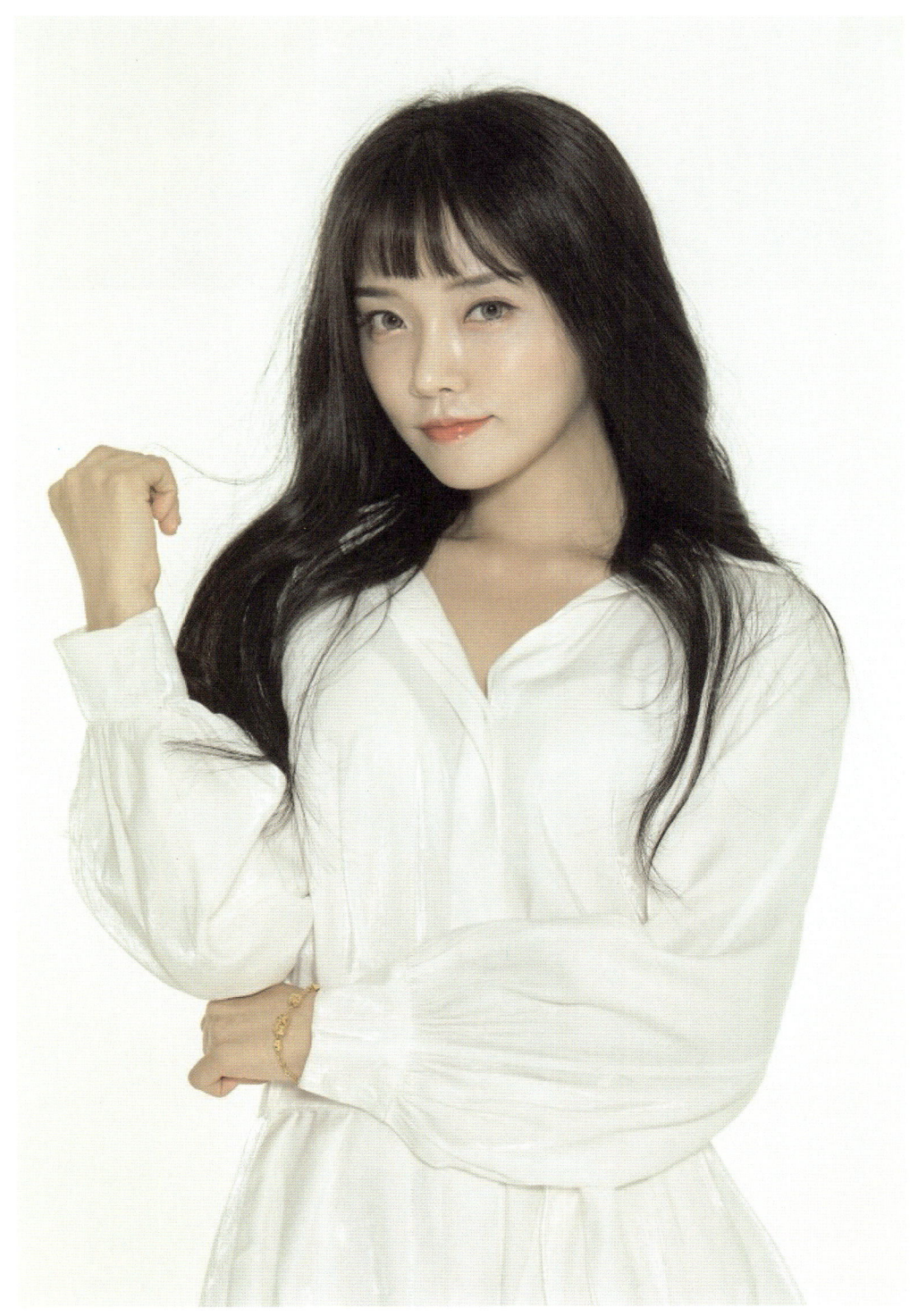

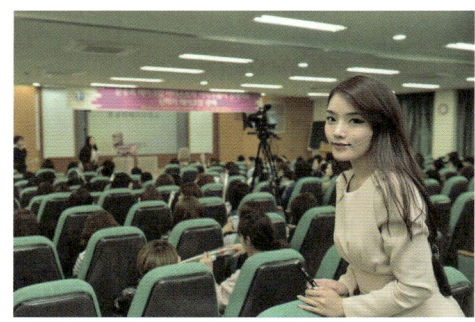 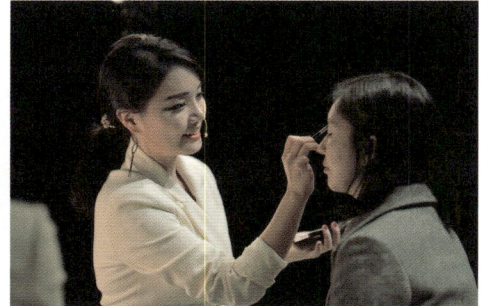

치가 영력 했습니다. '학교는 졸업했냐', '어린애가 무슨 강의를 하냐' 하는 무시와 거절이 이어졌지만 포기하고 싶지 않았어요. 국내라면 어디든지 찾아가겠다는 생각으로 더 열심히 자신을 채찍질했던 것 같아요.

> "끊임없이 두드려라!
> 그러면 언젠가 열릴 것입니다"

서른 군데가 넘는 끈질긴 구애 끝에 마침내 한 문화센터에서 긍정적인 답변을 받았습니다.

"송희씨 메이크업 개인 레슨을 운영해 보면 좋을 것 같은데요"
너무 기뻤습니다. 매일 발품을 팔며 거절당했던 고된 시간을 한 번에 보상받는 기분이었습니다. '이제 됐다! 나머지는 내 몫이다. 잘 해야지! 무조건 잘 해 낼 수 있다' 온통 잘 할 수 있다, 잘 해야 한다는 생각만 머릿속에 가득 찼습니다.

그렇게 스물세 살에 첫 뷰티클래스를 진행하게 됐습니다. 집에서 2시간이 넘게 걸리는 문화센터 강의였지만 조금도 힘들지 않았어요. 매 수업마다 정말 기쁜 마음으로 감사하며 출근길에 올랐습니다.

실력과 경험이 부족한 저를 믿어준 마음에 진심과 열정으로 보답하고 싶었습니다. 화려한 커리어를 가진 명강사의 강의도 좋지만, 비슷한 눈높이에서 친구처럼 편안하게 소통하는 즐거운 수업을 만들 수 있다고 자신했습니다. '메이크업'이 아니라 결국 '메이크업 아티스트 문송희'라서 믿고 배우는 강의로 인정받고 싶은 마음이었습니다.

　일대일로 진행하는 강의는 걱정과는 달리 좋은 호응을 얻었습니다. 출산 후 육아로 바쁜 주부님들부터 저희 엄마와 비슷한 연령대의 어머님들까지 많은 분들과 함께 할 수 있었어요.

　그 모든 분들은 예뻐지고 싶어서, 예뻐지고 싶은 마음은 있지만 시간이 없어서, 방법을 몰라서, 여건이 안돼서 등 많은 이유로 저의 뷰티클래스에 수강생이 되었어요. 화장을 배우는 것보다 저의 손길로 얼굴이 예뻐지는 자체가 좋았다는 어느 수강생님의 고백은 지금도 가슴에 남아 있습니다.

　문화센터의 메이크업 강의는 제게 많은 것들을 가르쳐 주었습니다. 고진감래라고 했던가요? 간절히 원하고 열심히 노력하면 누구나, 언젠가는 해낼 수 있다는 가능성에 대한 확신이 첫 번째였던 것 같아요.

　그리고 옷을 입을 때도 단추를 한 개 씩 채우듯 시작점부터 모든 것을 다 갖추고 시작하는 도전은 없다는 것을 알았어요. 우리 삶은 100퍼센트의 완벽을 향해 나아가는 과정을 통해 완성되어 가는 것 같더라구요.

　'해야 할 일이 있다면 주저하지 말고 최선을 다하고, 하고 싶은 일은 당장 시작하세요!' 저는 첫 뷰티클래스를 통해 또 하나의 작은 깨달음을 얻었습니다. ◆

MAKE A Magic 'Make-Up' #11

'메이크업 아티스트'를 꿈꾸는 그대에게! Q&A

Q 메이크업의 종류가 궁금해요.
A 학원이나 학부에서는 일러스트와 바디페인팅, 환타지메이크업 등 다양한 피부 표현기술을 배웁니다. 그 중 '얼굴'을 꾸미는 '메이크업'을 세분화해서 살펴보면 아래와 같이 정리할 수 있습니다.

뷰티메이크업

- 계절 메이크업 : 사계절에 어울리는 각각의 색상과 분위기로 연출하는 메이크업
- 웨딩메이크업 : 결혼을 앞둔 신랑, 신부 대상으로 메이크업(혼주 메이크업)
- 파티메이크업 : 화려한 조명과 파티룩에 어울리는 메이크업
- 무대메이크업 : 극 중 인물의 성격과 등장하는 장소를 분석하여 그 인물에 맞는 메이크업을 하는 것
- 광고 포토 패션메이크업 : 카달로그 패션쇼 CF촬영에 나오는 모델 대상으로 메이크업
- 네추럴 메이크업 : 자연스러운 피부 표현과 컬러 포인트를 주는 일상 메이크업

스페셜 메이크업

- 환타지 메이크업 : 꽃, 나무, 자연의 이미지 등을 환상적으로 표현하는 메이크업
- 바디페인팅 : 사람의 인체 전신에 표현하는 예술
- 캐릭터 메이크업 : 극 중 인물의 배역을 고려한 메이크업

Q 메이크업 아티스트의 수입은?
A 천차만별입니다. 일반 샵 직원분들의 수입은 고정적입니다. 반면 프리랜서들의 수입은 '하는 만큼'입니다. 프리랜서의 경우 남들보다 조금 더 일찍 일어나야 하고 더 많은 것

들을 배워야 해요. 어떤 분야든 마찬가지겠지만 부지런해야 합니다. 더불어 프리랜서 메이크업 아티스트분들은 헤어스타일링까지 할 줄 아는 분들이 많아요. 보수는 데이페이로 받기도 하고 시간당 금액을 측정하여 개런티를 받기도 합니다. 사업자가 있는 메이크업 아티스트들은 기업들과 행사를 잡거나 강의 비즈니스 할 때 세금계산서를 발행한 다음 정산해 주기도 합니다.

Q 메이크업 아티스트가 되려면 어떤 노력을 해야 하는지?
A 메이크업 아티스트는 사전적 의미로 메이크업을 전문적으로 디자인하고 표현하는 사람입니다. 일에 대한 열정도 중요하지만 그것보다 더 중요한 것은 '희생정신'과 '인내심'입니다. 또한 이·미용 관련 자격증을 취득하면 취업하고 일할 때 훨씬 유리합니다. 한국산업인력공단에서 주관하는 국가기술자격 미용사(일반), 미용사(피부) 자격증을 우선 추천해요. 미용사(일반)은 머리, 화장, 네일의 업무를 수행할 수 있는 미용 분야 전문 인력을 양성하여 국민의 보건과 건강을 보호하기 위한 자격이거든요.

Q 메이크업 아티스트 일을 하며 가장 힘들었던 점은 없었나?
A 아무래도 이동 수단이 없었을 때는 메이크업박스를 들고 이동하는 일이 어려웠습니다. 많은 제품을 들고 움직여야 하는 단큼 체력적으로 힘들었습니다. 활동 초기에는 경제적 부담도 큰 편입니다. 화장품 및 메이크업 관련 소품을 전부 구입해야 합니다. 고객들의 여러가지 피부타입에 맞는 화장품을 다양하게 구비해 놔야 하는데, 처음 프리랜서 생활을 시작할 20대 초반 때는 화장품이 너무 비싸서 경제적으로 힘이 들었습니다. 벌었던 알바비로 모두 화장품을 샀습니다.

Q 일을 하며 가장 뿌듯한 순간은 언제였나?
A 메이크업은 '얼굴에 작품을 만드는 직업'이라고 생각합니다 아티스트분들은 모두 마찬가지겠지만 작품의 결과물이 좋을 때 기분이 좋습니다. 당연히 '최고의 칭찬'은 고객들이 자기 모습에 만족하며 짓는 환한 미소입니다. 결국 메이크업은 받는 사람을 위한 것 아니겠습니까. 메이크업한 결과물을 보고 흡족해 하는 사람들을 보면 정말 행복하고 뿌듯합니다. ◆

색을 입히다, 공간을 채우다 #12

미소의 마법

"미소는 가장 확실한 행운의 주문입니다.
아름다운 얼굴은 웃음을 포기하지 않습니다"

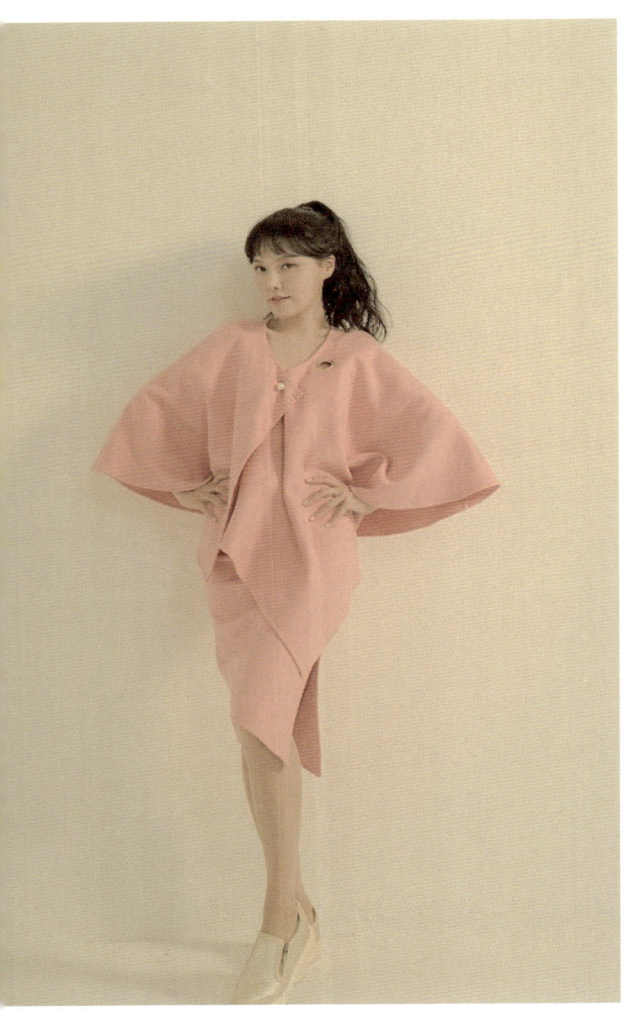

거울 앞에 서서 미소를 지어요. 있는 힘껏 입꼬리를 올리며 활짝 웃는 연습도 한 번 해 봅니다. 웃음을 머금은 얼굴이 참 예뻐 보여요. 경직된 얼굴이 풀리면서 표정도 마음도 한결 편안해집니다. '멋진 하루가 될거야!' 자신감이 생깁니다.

미소의 힘은 위대합니다. 어색한 분위기를 부드럽게 바꾸고 우울한 기분을 해소해 줍니다. 힘들 때 짓는 미소는 강력한 위로가 됩니다. 방긋 웃는 아기의 웃음을 보면 덩달아 웃음이 나고, 온화한 미소가 안정감을 주는 것처럼요.

비즈니스 현장에서도 웃음은 훌륭한 무기로 작용해요. 웃으면서 발생하는 '행복 호르몬'이 긍정적 패턴을 이끌어내 만족감과 성공의 기운을 만들어 준다고 합니다. 아울러 당당한 미소는 사람을 끌어 들이는 마법 같은 힘이 있다고 해요.

미용적 측면에서도 미소짓기는 좋은 습관입니다. 평소 사용하지 않는 근육을 풀어주고 주요 혈점을 자극해 순환을 도와주거든요. 입꼬리를 최대한 당겼다 풀어주길 반복하면 일부러 시간을 들이지 않고도 페이스마사지를 한 효과를 얻을 수 있어요.

이렇게 미소 띤 얼굴을 반복하다 보면 자연스럽게 인상이 부드러워집니다. 미소지을 때 사용하는 근육이 발달하면서 '웃는상'이 되는 거예요. 방송인들이 말하는 '카메라 마사지'가 좋은 예가 될 수 있습니다. 의식해서 좋은 표정을 짓다 보니 얼굴의 전체적인 분위기가 달라지는 거예요.

"그 여자의 아름다운 얼굴을 만드는 가장 강력한 무기는
그 여자의 표정입니다."

호감을 주는 얼굴을 보면 공통적으로 따뜻함이 묻어납니다. 조각 같은 이목구비를 가지고 있어도 표정이 일그러져 있거나 경직되어 있으면 좋은 인상을 주지 못해요. 아무리 예쁘고 잘생겨도 예민하고 까다로운 사람으로 기억돼죠. 이런 표정이 습관적으로 반복되다 보면, 그대로 굳어 생김새 자체를 바꾸기도 합니다.

얼굴을 마주하는 일을 하고 있기 때문일까요? 사람의 얼굴을 보면 그 얼굴에서 그 사람이 느껴집니다. 미세한 주름 하나에도 그 사람의 습관과 표정, 성격이 담깁니다. 주름은 반복적인 근육의 움직임이 만드는 일종의 '흔적'이잖아요. 그래서 저는 예쁜 얼굴을 갖고 싶다면 우선 '입꼬리를 당기는 연습'을 하라고 말합니다.

40대 이후의 얼굴은 그 사람이 살아온 인생이라는 말도 있잖아요. 자주 찌푸리는 분들은 미간주름이 발달하고 잘 웃는 사람은 눈가에 주름이 많아요. 똑같은 주름이지만 전혀 달라요. 웃으며 생긴 주름은 세월이 흘러도 중후하고 온화한 멋을 줍니다. 이렇게 베이스가 좋은 얼굴은 사람을 마음까지 사로잡습니다.

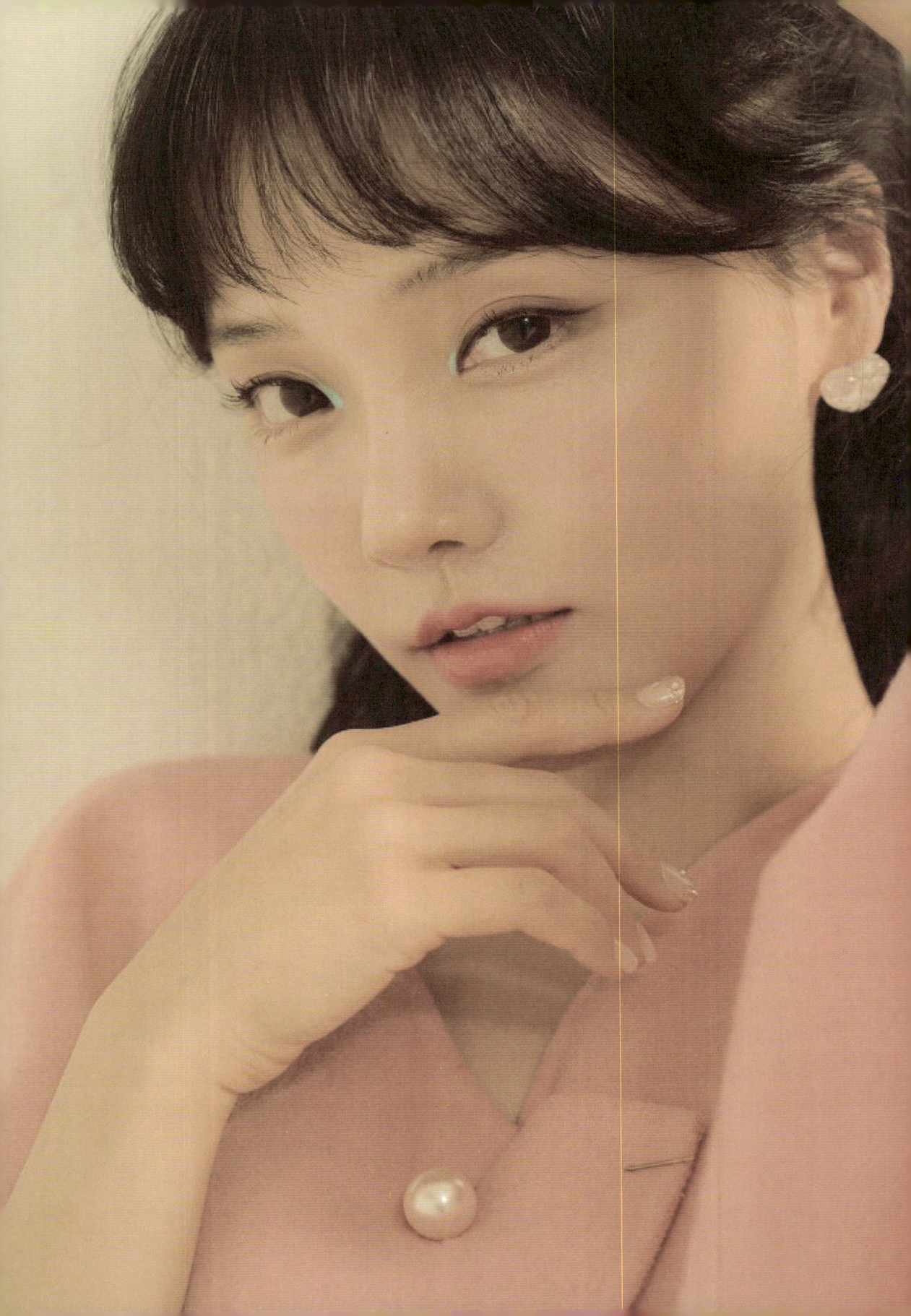

우리가 멋진 옷을 입고 예쁘게 화장을 하는 이유는 단순합니다. 나를 표현하기 위한 일이죠. 자신의 매력을 드러내는데 예쁜 얼굴과 멋진 몸매가 전부는 아니라고 생각합니다. 얼굴은 생김새만큼 표정과 태도도 중요합니다. 얼굴은 보면 금세 잊혀지지만, 그 사람의 분위기는 오래 기억되기 마련이거든요.

둥근 U자를 그리는 입매무새와 봉긋하게 솟은 광대, 살짝 구부러진 눈매까지⋯ 미소가 주는 친숙한 아름다움은 어디에서나 통합니다. 활짝 웃어 보세요. 나 자신은 물론 주변까지 환하게 밝아질 거예요.

색을 입히다, 공간을 채우다　#13

실버 앤 화이트

"자기가 좋아하는 것과 본인에게 어울리는 것은 엄연히 다릅니다"

친한 친구들은 저를 부를 때 '쏭쏭~'이라고 부릅니다. 당연히 별명도 '쏭쏭이'예요.

SNS 계정에 등록된 저의 닉네임 역시 제 별명에서 따온 말입니다. 제 이름 '송희'의 줄임말 '쏭'과 제가 가장 좋아하는 컬러인 흰색을 뜻하는 '블랑(BLANC)'을 합쳐서 '쏭블랑'이라는 이름을 얻었어요.

제가 가장 좋아하는 컬러는 '화이트'와 '실버'입니다. 특히 화이트 컬러는 저의 '인생 컬러'이자 '최애 컬러'라고 자부합니다.

한때는 홀로그램이나 은은하게 반짝이는 화이트 컬러는 무조건 살 정도로 푹 빠져 있었어요. 평소 제가 착용하는 의상, 신발, 가방도 거의 대부분이 화이트 컬러입니다.

저의 남다른 '화이트 러버'는 20대 무렵 시작됐습니다. 생일이나 기념일, 행사가 있는 날은 어김없이 화이트 컬러 의상을 선택했습니다. 화이트 컬러로 스타일링을 하면 평소보다 기분이나 분위기가 밝아지는 것 같았거든요.

화이트 계열을 고집하는 특별한 이유는 없습니다. 굳이 까닭을 꼽자면 밝은 컬러 의상이 중간톤인 제 얼굴빛을 밝게 해 주기 때문인 것 같기도 합니다. 화이트나 아이보리가 어디든 무난하게 잘 어울리는 것도 참 매력적이에요.

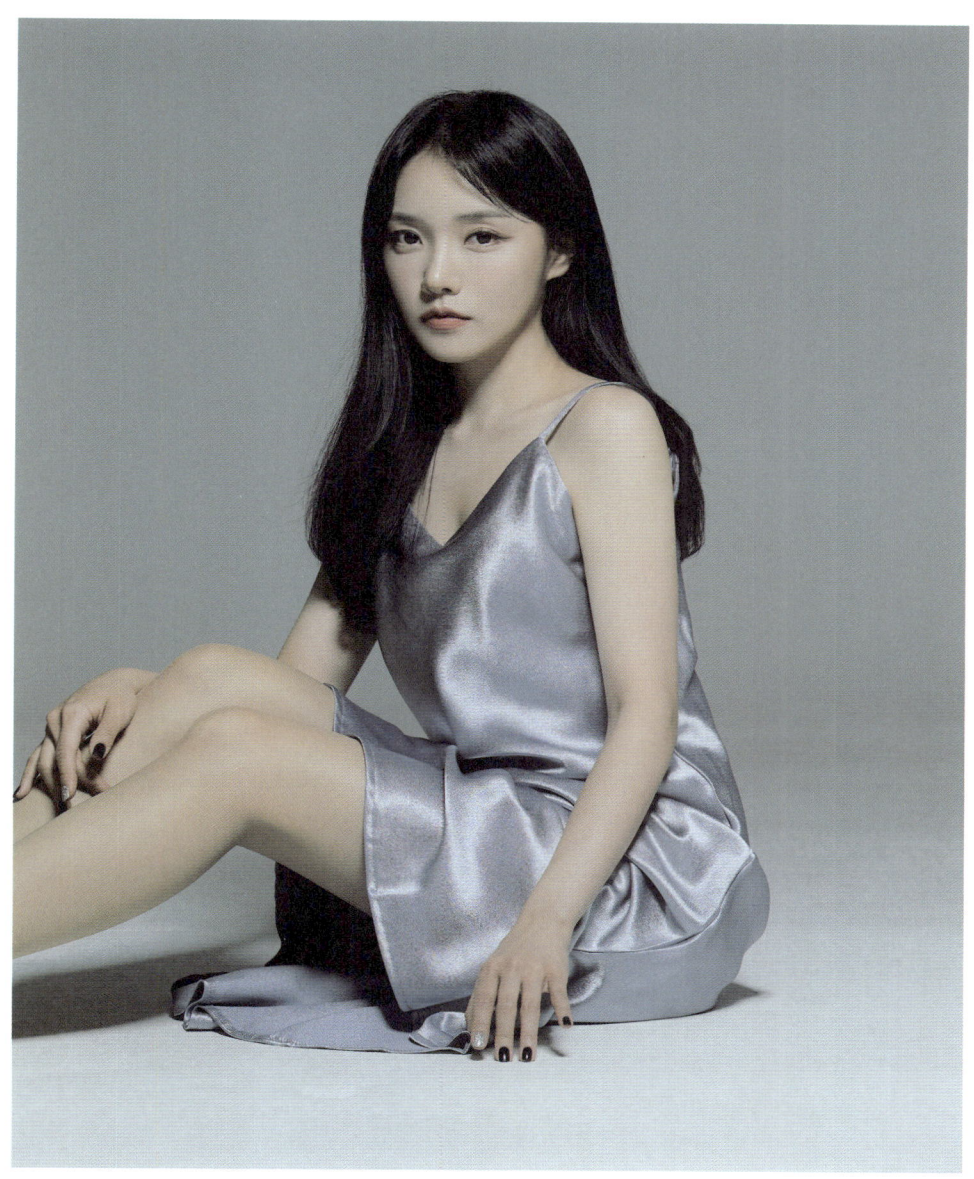

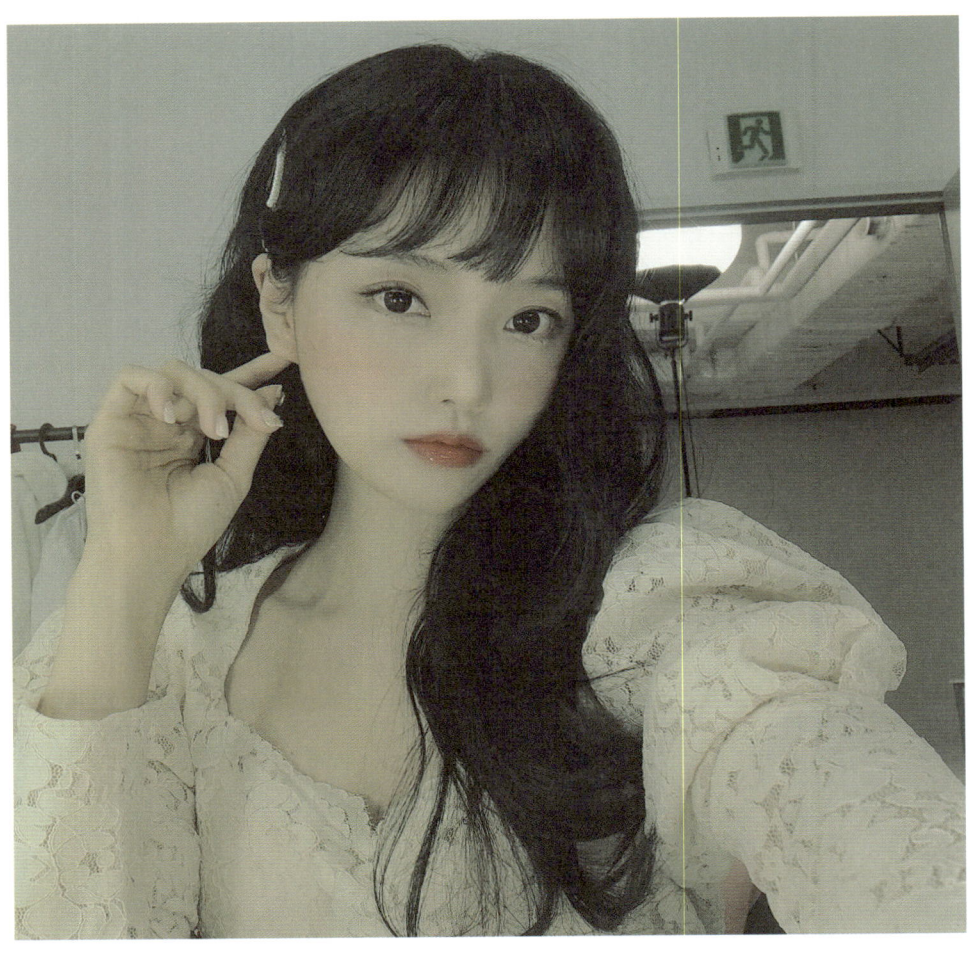

부드러운 화이트 계열이 제 얼굴에 잘 어울리는 컬러라면, 실버 계열은 제가 소화하기 어려운 컬러입니다. 웜톤에 가까운 제 피부에 쿨톤인 실버 컬러를 잘 못 매치하면 얼굴이 칙칙해 보이거든요. 특히 톤다운된 미디움 그레이톤이 믹스된 실버 의상은 가급적 피하고 싶은 아이템 중 하나예요.

좋아하는 것과 어울리는 것은 분명 다릅니다. 그래서 저는 메인 컬러로 제게 잘 어울리는 화이트를 애용하고 액세서리나 장식은 실버 계열을 선택해 포인트로 활용하곤 합니다. 잘 어울리는 것에 좋아하는 것을 더하면 '오롯이 나의 스타일'을 즐길 수 있더라구요.

> "세상에 예쁜 것들은 너무나 많습니다.
> 다만 우리는 그것을 활용하는 방법을 모를 뿐입니다"

　내가 좋아하는 컬러와 나에게 어울리는 컬러는 같을 수도, 다를 수도 있습니다. 사람도 성격이 제각각이듯 취향도 다 다르잖아요. 중요한 것은 내가 좋아하는 것을 자연스럽게 스타일링 할 수 있는 노하우가 아닐까 합니다.

　컬러를 활용하는 기술은 직접 부딪혀 보는 것밖에 없습니다. 아이 섀도우나 블러셔 같은 색조 제품도 눈으로 보는 것과 내 피부에 발랐을 때 느낌이 전혀 다르잖아요. 똑같은 컬러도 농도와 톤에 따라 전혀 다른 느낌을 주기도 합니다.

　미묘한 차이로 180도 다른 느낌을 주는 컬러는 알면 알수록 빠져드는 재미가 있어요. 마음이 끌리는 대로 컬러를 선택하고 마음껏 도전해 보세요. 수많은 시행착오 끝에서 나만의 예쁨을 찾을 수 있습니다. 나도 몰랐던 나를 알게 되면 메이크업도 훨씬 수월해 집니다.

　누구에게나 자신에게 어울리는 컬러와 톤이 있습니다. 저는 그 컬러가 우리를 더 아름답게 만들어 준다고 생각합니다. 내가 좋아하는 컬러, 그리고 나를 멋지게 만들어 주는 컬러로 나의 분위기를 만드는 일이 바로 '메이크업'이니까요. 💎

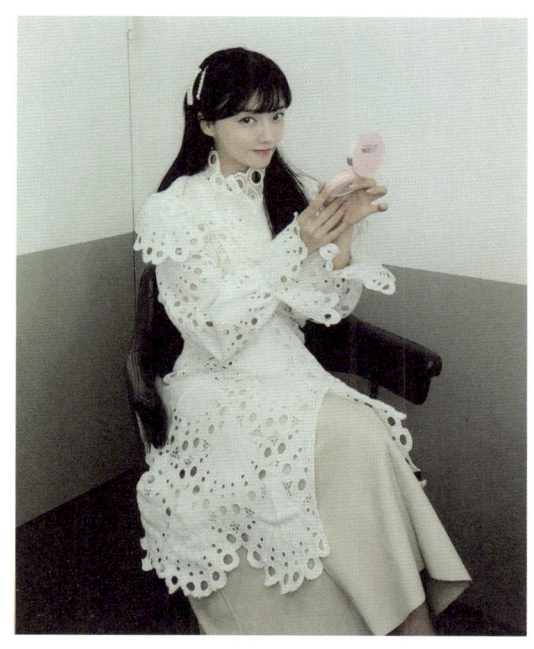

색을 입히다, 공간을 채우다   #14

나를 표현하는 언어 MAKE UP

*"이 세상에 똑같은 아름다움은 없습니다.
저에게 선명한 아름다움은 입체적인 이미지입니다"*

아름다움이란 무엇일까요? 오랫동안 메이크업을 담당하면서 자주 듣는 질문이자 저 스스로도 자주 던지는 물음입니다.

우리는 감동을 주는 모든 것을 '아름답다'고 말합니다. 엄마의 사랑, 아이의 웃음. 세상의 따뜻한 미담까지 세상에는 무수한 아름다움이 공존하고 있어요. 그 중 가장 일상적으로 경험하는 아름다움은 눈으로 보여지는 것들이 아닐까 합니다.

시각적 요소는 오감 중 우리 뇌를 가장 강하게 자극합니다. 예쁜 것을 보면 저절로 감탄이 나오는 것, 잘 생기고 예쁜 사람에게 호감이 가는 까닭은 다 똑같아요. 바로 이 시각적 만족감이 마음을 감동시키는 거예요.

아름다운 것에 마음이 끌리는 것은 지극히 자연스러운 현상입니다. 이런 미적 욕구는 자신을 꾸미고 가꾸는 일도 포함하고 있습니다.

자신의 외모를 멋지고 아름답게 만들고자 하는 '미적 욕구'는 누구나 가지고 있습니다. 그래서 예쁜 옷과 장신구를 보면 욕심이 나고, 다이어트를 하고 피부 관리에 공을 들이며 자신을 관리합니다.

메이크업은 각자가 가진 매력을 조금 더 선명하게 드러내 만드는 미적 욕구의 표

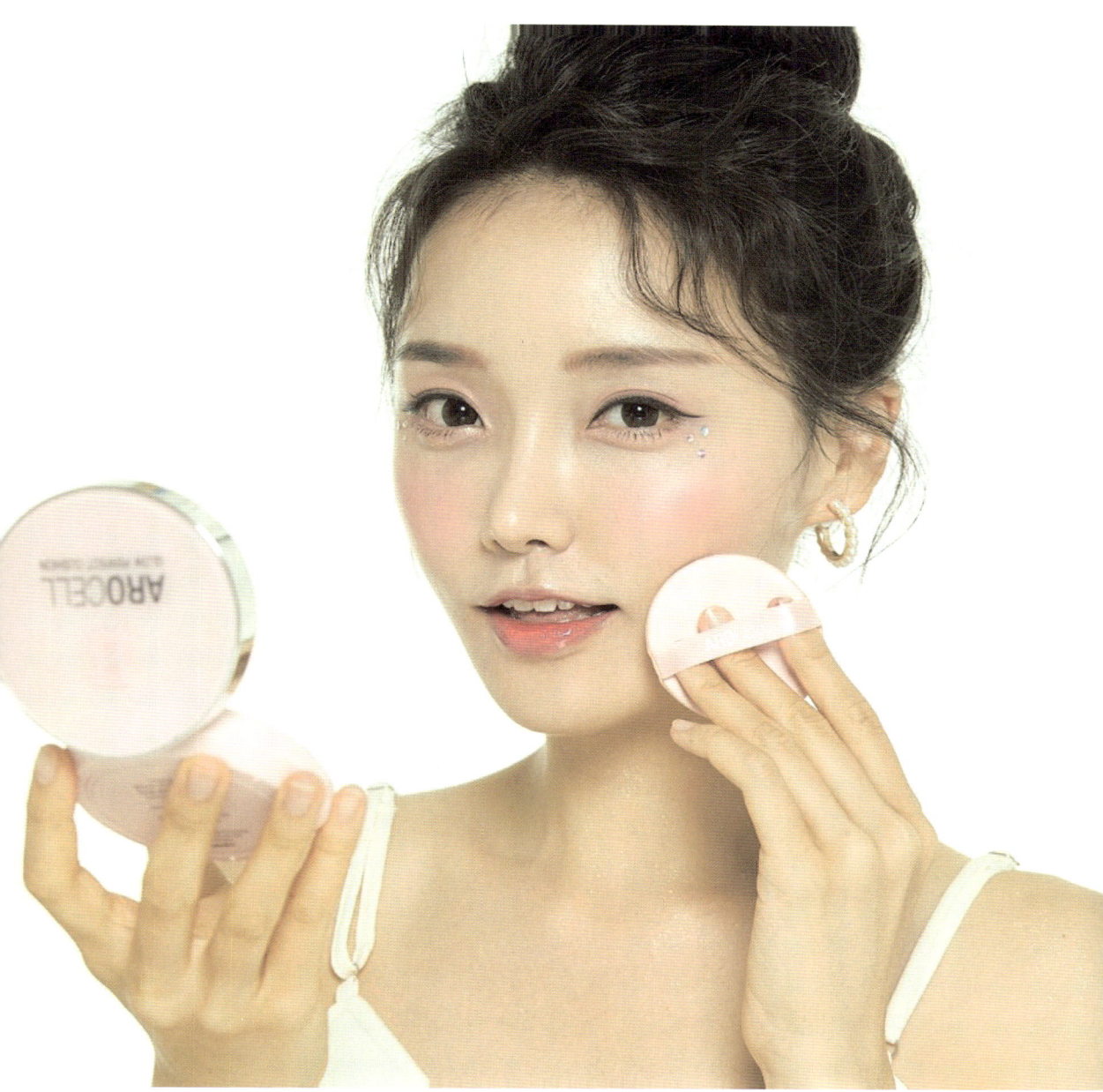

현입니다. 또한 얼굴의 이미지를 바꿔주는 섬세한 작업이기도 합니다. 얼굴의 부조화를 조화로 바꾸는 가장 쉽고 빠른 도구이기도 하죠.

컬러와 음영을 활용하면 얼굴의 단점을 최소화하고, 장점을 더 강조할 있습니다. 또한 평소 가지지 못했던 새로운 이미지도 메이크업을 활용하면 표현이 가능합니다. 그야말로 '표현'의 '화룡정점'이라 할 수 있죠. 세대를 불문하고 여자들이 화장을 포기할 수 없는 이유가 바로 이런 '화장의 마법' 때문이 아닐까 합니다.

> "생동감을 주는 얼굴이 더 사랑스럽고,
> 표현할 줄 아는 여자가 더 많이 아름답습니다."

패션이 전체적인 분위기를 만드는 '바탕'이라면, 메이크업은 그 중심이 되는 얼굴로 표현하는 '내용'입니다. 내용 없는 바탕은 그저 '미완성'에 그치기 마련이죠.

생기가 도는 얼굴은 베이직한 룩 위에서도 발랄한 생동감을 안겨 줍니다. 반대로 잘 차려입어도 얼굴이 퀭하면 말끔한 인상을 주기 어려워요. 이처럼 얼굴은 스타일에 영향을 주는 결정적인 요소이자, 자신의 매력과 개성을 드러내는 '표현의 도구'입니다.

또한 화장은 현실에 존재하는 가장 쉽고 빠른 '성형'이 아닐까 합니다. 여자들에게는 '마법' 같은 조화를 부리는 변신의 기술이기도 합니다. 무엇보다 '오늘의 나'를 가장 디테일하게 표현할 수 있는 '시각언어'라고 생각합니다.

메이크업은 본연의 얼굴이 가진 단점을 보완하고, 얼굴의 장점을 최대한 살려 자신만의 아름다움을 표현하는 일입니다. 더불어 그날의 기분과 상황에 적절한 분위기를 연출하는 '변신의 도구'이기도 합니다. 때로는 우울한 기분을 달래주는 좋은 친구가 되기도 합니다. 결국 '나'를 표현하는 도구라 할 수 있어요.

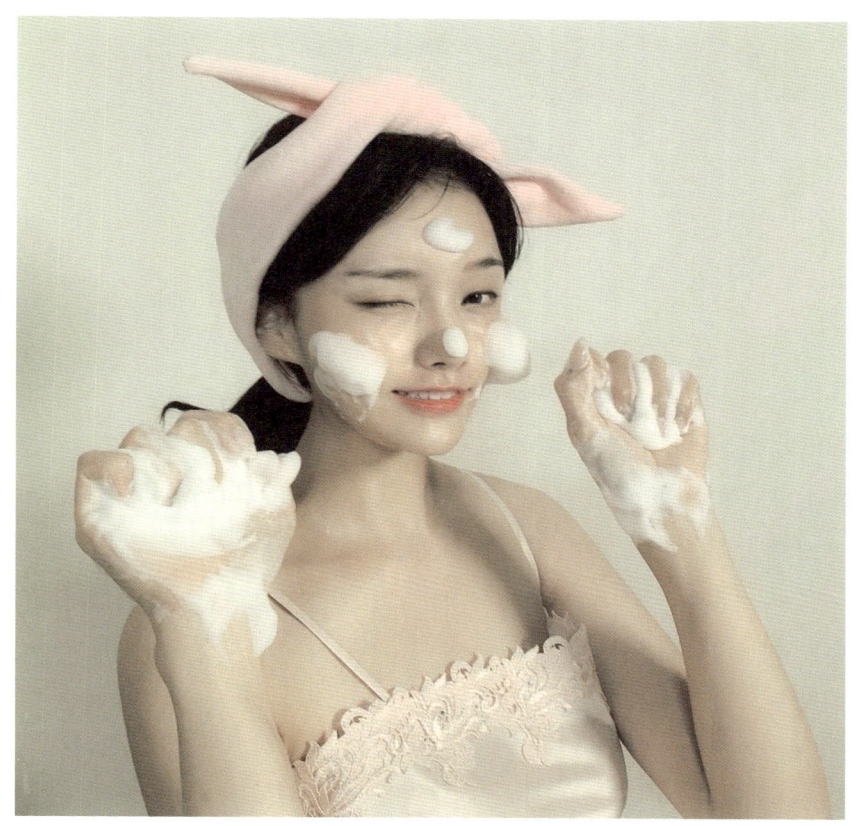

　답답하고 우울한 날 화장대 앞에 앉아 공들여 화장해 본 경험이 한 번씩 있지 않나요? 평소보다 더 화려하고 진하게 화장을 하고 나면 왠지 기분이 좋아져요. 새로 태어난 기분도 들고 조금 쎈 언니가 된 것 같아서 없던 용기도 생기곤 합니다.

　겉으로 '보이는 것'이 전부는 아니에요. 말투나 행동, 가치관도 사람의 됨됨이를 드러냅니다. 하지만 외모가 미치는 효과는 분명 존재합니다. 3초 만에 결정되는 첫인상은 온전히 겉으로 드러나는 외모가 전부라도 과언이 아니죠.

　'아름다움'은 노력으로 얻을 수 있어요. 어피어런스는 타고난 것보다 후천적 노력의 영향을 더 많이 받는 것 같기도 합니다. 나의 예쁜 마음에서 가장 예쁜 메이크업을 찾길 바랍니다.

색을 입히다, 공간을 채우다 #15

기초의 기초

"여자의 피부는 가장 섬세한 도화지입니다"

화장이 잘 먹는 날은 기분이 좋아요. 들뜸 없이 고르게 밀착된 파우더와 곱게 그라이데션된 아이섀도우의 은은한 펄감만 살아도 화장은 절반 이상 성공한 셈이죠. 이런 날은 어떤 옷을 입어도 예뻐 보이고 자신감이 샘솟습니다.

화장대 앞에 앉으면 피부 정돈부터 시작합니다. 토너로 피부결을 정돈하고, 로션과 크림으로 보습 관리를 마친 후에야 메이크업이 시작됩니다. 집에서도 일 할 때도 기초스킨케어는 빼놓지 않습니다. 메이크업의 0단계 관리라고 할 수 있어요.

기초스킨케어는 꼭 필요한 과정입니다. 운동 시, 준비운동으로 몸을 풀어줘야 부상을 예방할 수 있는 것과 같아요. 화장하기 전에 피부의 유·수분 밸런스를 맞추고 피부 표면에 보호막을 씌워 피부 자극을 최소화해 화장이 잘 먹는 환경을 만들어 주는 거예요.

본격적인 메이크업은 피부톤을 균일하게 맞춰주는 베이스메이크업에서 시작합니다. 메이스업베이스로 붉은기나 누런기를 잡고, 파운데이션으로 피부톤을 고르게 잡아주면 잡티 없이 환한 피부 베이스가 갖춰집니다.

저는 이 과정을 '도화지를 만드는 작업'이라고 표현합니다. 깨끗한 도화지 위에서 물감이 더 선명해 보이잖아요. 얼굴도 바탕이 되는 피부톤이 고르게 잡혀야 화장이 예쁘게 표현될 수 있다고 생각해요.

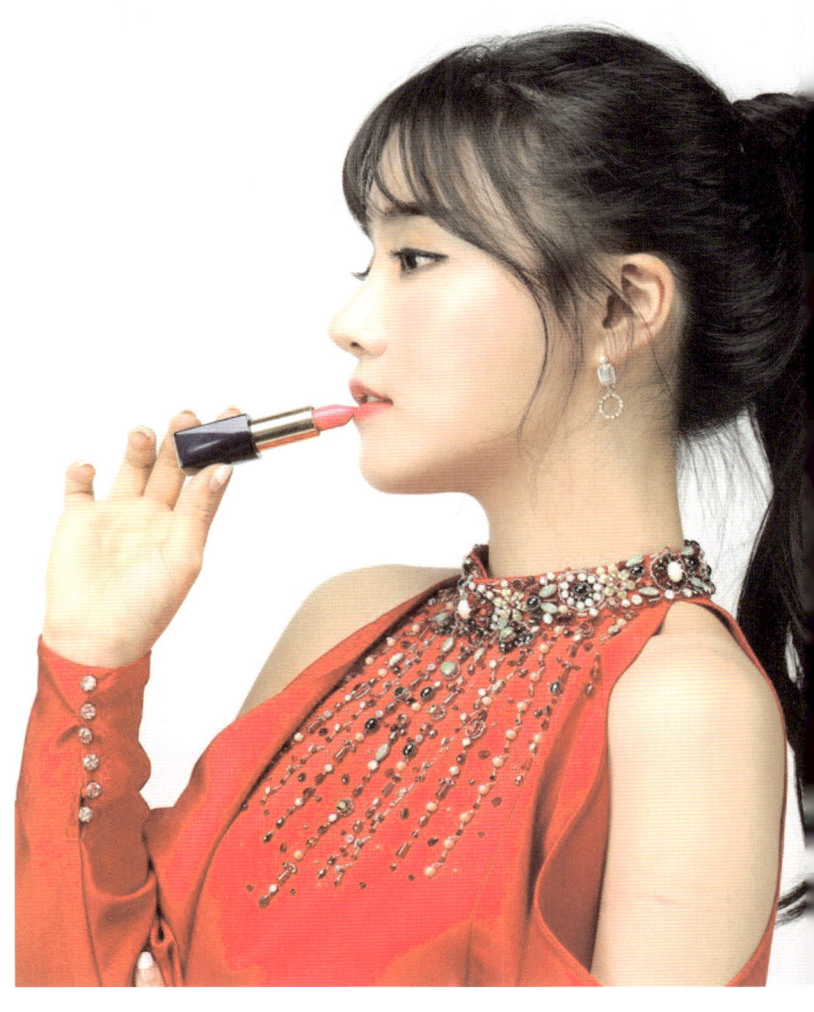

　요즘은 톤업기능이 있는 선크림이나 비비크림을 바른 후, 그 위에 파데쿠션으로 피부 표현을 마무리 하는 분들도 많아요. 자외선 차단효과가 있는 제품을 선택하면 피부 '보호'와 '표현'을 동시에 해결할 수 있죠.

　불과 10년 전까지만 해도 존재하지 않았던 '파데쿠션'의 등장은 바쁜 일상에 신세계를 열어준 뷰티 아이템입니다. 파우더처럼 휴대하고 다니기 좋고, 얇게 펴 발라주는 것만으로 안색이 화사해지기 때문에 화장하는 시간을 단축시켜 줍니다.

　저 역시 데일리 메이크업은 파데쿠션을 적극 활용합니다. 최근 애용하고 있는 아로셀의 글로우 쿠션은 촉촉한 수분감과 밀착력이 우수해요. 핑크빛 톤업 크림인 아로셀 퍼펙트 선크림과 함께 사용하면 순식간에 균일한 피부표현이 완성됩니다. 베이스 화장이 가벼워지는 만큼 내추럴한 무드를 연출하기 좋아서 애착을 갖고 있어요.

> "생략 없이 표현하는 메이크업이
> 흔들림 없는 아름다움을 완성합니다."

평소에는 가벼운 화장을 하는 저이지만, 메이크업 할 때 만큼은 초심으로 돌아갑니다. 정돈한 피부 위에 프라이머와 메이크업 베이스를 깔고 파운데이션을 바른 후 파우더로 유분을 잡아주는 과정을 밟습니다. 피부 위에 탑을 쌓듯 차곡차곡 메이크업 제품을 레이어링하며 정성을 쏟아요.

특별한 날에 어울리는 메이크업은 세심한 손길과 정성 어린 터치를 요합니다. 베이스메이크업은 화장을 지속하고 유지하는데 결정적인 역할을 하기 때문인데요. 쎈 조명을 받는 화보 촬영이나 무대 메이크업은 피부의 모공과 요철까지 매끈하게 잡아줘야 무너짐 없이 좋은 결과물을 얻을 수 있어요.

이런 이유로 저의 메이크업 박스에는 수많은 화장품이 가득 담겨 있습니다. 그 중 의외로 많은 공간을 차지하는 제품들이 이 기초단계에 필요한 아이템들입니다. 피부 타입별 기초스킨케어 제품부터 제각각인 피부톤을 잡아주는 각종 메이크업 베이스, 각각의 피부에 맞는 다양한 제형의 파운데이션과 파우더까지 욕심을 내다보니 제 가방은 늘 쇳덩이처럼 무겁습니다.

세월이 변해도 기본은 변하지 않습니다. 여자를 아름답게 하는 뷰티의 기본이 '자연스런 아름다움'이라면, 메이크업의 '기본'도 내추럴한 '베이스메이크업'이라고 말씀드리고 싶습니다.

'예쁨을 표현하고 싶다면 기본에 충실할 것!' 이것이 오늘 저의 일기장에 기록될 뷰티 노하우입니다. ◆

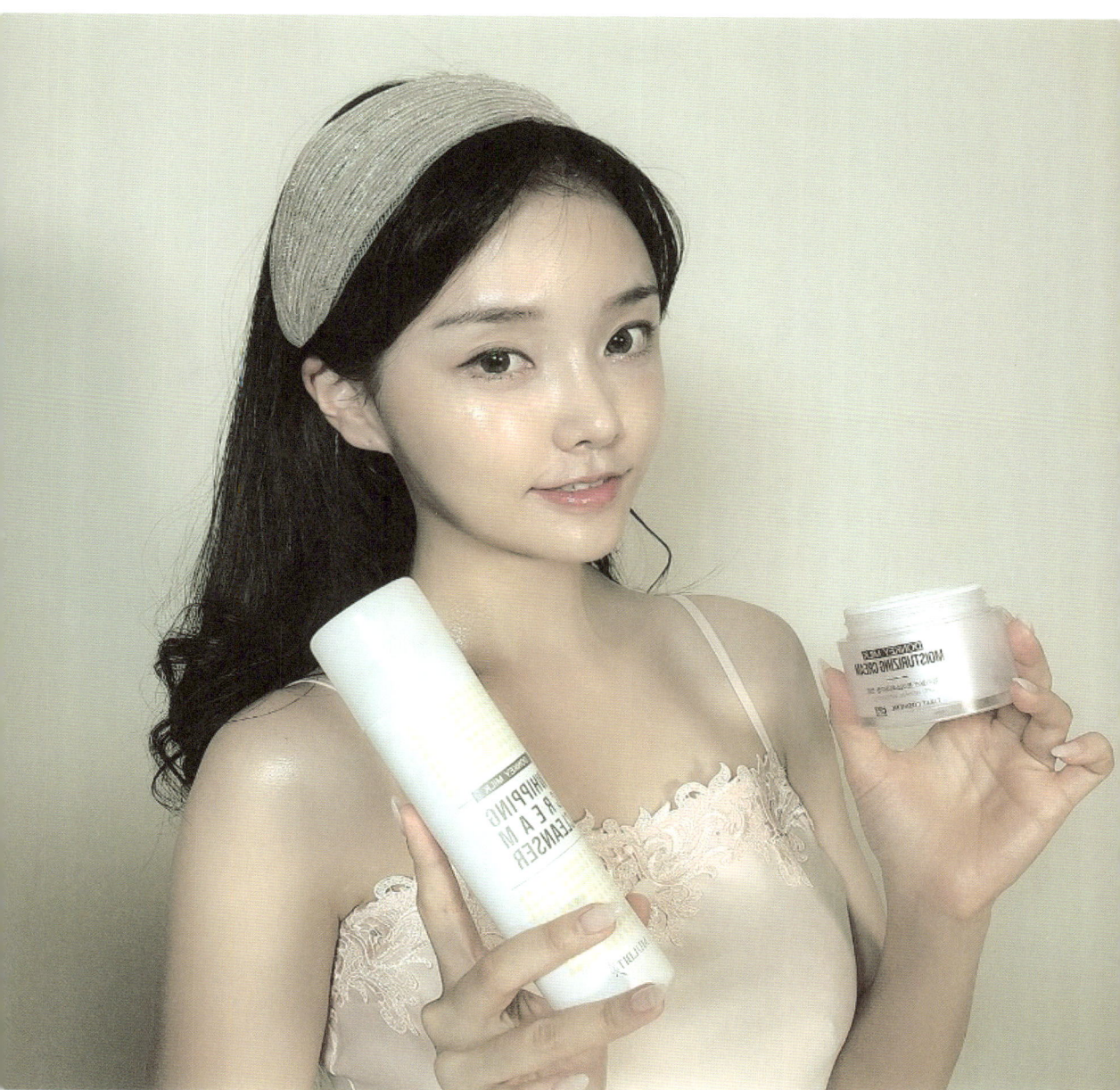

색을 입히다, 공간을 채우다 #16

퍼스널아이덴티티

*"이정표 없는 아름다움은 없습니다.
화장은 그 여정을 함께하는 나침반입니다"*

　화장은 여자에게 가깝고도 먼 이웃 같습니다. 일상에 가까이에 존재하지만 알면 알수록 새롭고 자꾸만 호기심을 자극합니다. 생활의 일부처럼 익숙하지만, 화장을 할수록 함부로 다 아는 척하기 어려운 것 같아요.

　저는 화장대에 가득 쌓인 화장품 앞에서는 미련을 못 버리는 천상 '여자'입니다. 그리고 새롭게 출시된 색조화장품도 그냥 지나치지 못하는 '여자'입니다. 저에게는 백화점 뷰티섹션이 꿈의 광장이고 제 손을 거쳐가는 수많은 사람들의 얼굴이 저에 소중한 작품이에요. 그만큼 화장품에 대한 관심과 애정도 깊어요.

　여자에게 메이크업은 훌륭한 '무기'이자 평생 질리지 않는 '유희'입니다. 아무리 욕심을 내도 넘치는 법이 없고, 탐욕스럽게 누려도 부족함을 느낍니다. 때문인지 화장품을 탐내는 마음을 단순히 '물욕'이라고 표현하고 싶지는 않습니다.

　오히려 아름다움을 향한 모든 여성들의 탐험정신에 박수를 보내고 싶어요. 노력하지 않는 꿈은 '소망'에 그칩니다. 하지만 행동하는 꿈은 '현실'이 됩니다. 여자 스스로 자신을 가꾸려는 마음과 행동이 '퍼스널 뷰티'의 첫걸음이라고 말씀드리고 싶습니다.

　매일 사용하는 화장품은 누구보다 나 자신에게 맞춰져야 합니다. 특히 이목구비의 세세한 표현을 돕는 색조제품은 유행보다는 '개인에게 맞는 메이크업'이 더 중요해

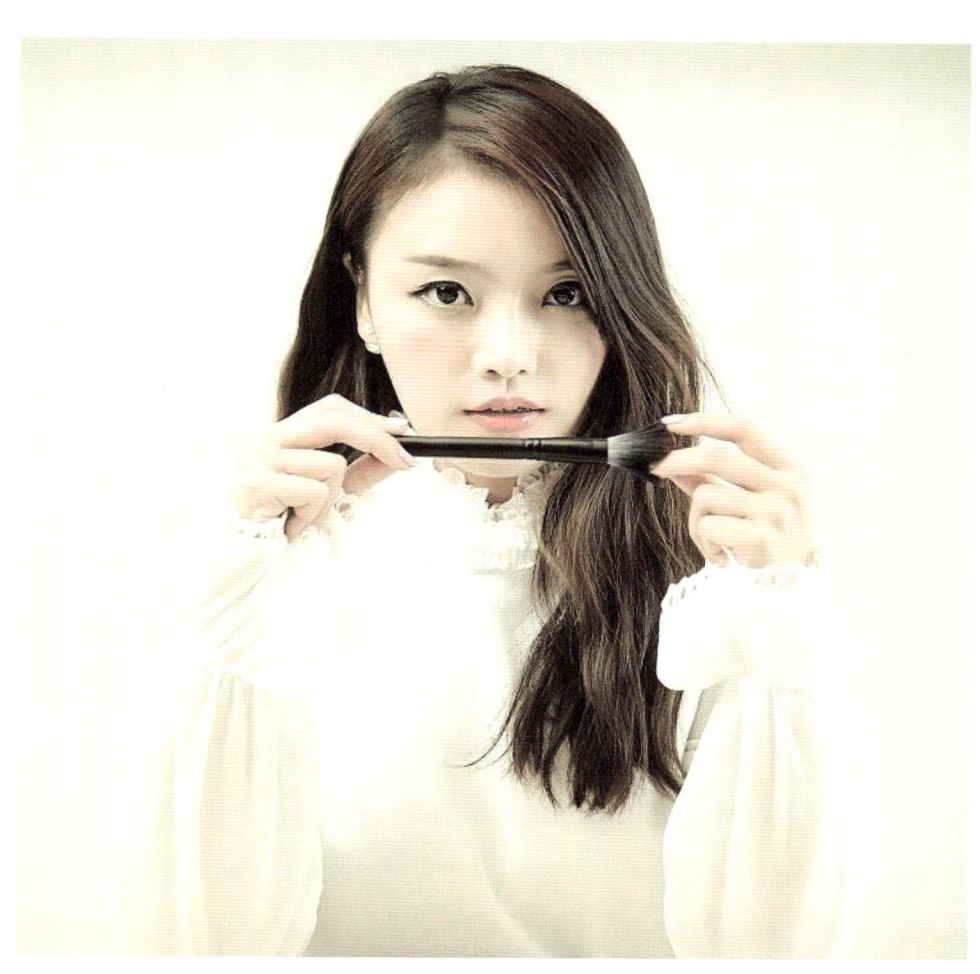

요. 유명 연예인의 완판 아이템조차도 내 얼굴에 어울리지 않으면 그만입니다. 파우치 안에 묵혀 둔 블러셔와 립스틱들이 그 증거죠.

> "여자의 타고난 미모는 세월에 무너지지만,
> 만들어지는 아름다움은 세월에 무너지지 않습니다"

나로 하여금 '나의 얼굴'이 만족스러우려면 어떻게 해야 할까요? 저는 메이크업에도 정체성, 즉 '퍼스널 아이덴티티'가 필요하다고 생각합니다. 각자 가지고 있는 얼굴의 매력 포인트를 이해하고 그 부분을 최대한 살리면 화장은 훨씬 쉬워집니다.

나의 뷰티 아이덴티티는 화장대를 살펴보면 쉽게 알 수 있습니다. 가장 많이 가지고 있는 컬러, 가장 자주 사용하는 브랜드, 가장 많이 사용한 제품이 바로 '나의 취향'이자 평소 선호하는 '나의 메이크업 콘셉트'입니다.

파운데이션이나 파우더, 팩트는 제형이나 발림성이 선택의 요건이 됩니다. 반면 립과 치크, 아이섀도우 등의 색조 아이템은 피부톤과 선호하는 '얼굴의 분위기'가 선택에 결정적인 요소로 작용합니다. 이는 평소 자신이 선호하는 '자신의 이미지'와도 밀접한 관련을 맺고 있습니다.

자연스럽고 부드러운 이미지를 선호하는 분들은 베이지나 브라운, 인디핑크 등 피부톤에 가까운 컬러를 좋아합니다. 반대로 시크하고 도회적인 이미지를 좋아하시는 분들은 딥그레이, 진브라운, 와인 등의 강렬한 컬러를 활용한 메이크업을 즐깁니다. 똑같은 데일리 메이크업이지만 컬러는 천차만별이죠. 바로 이런 개인의 취향이 각자의 뷰티 아이덴티티가 아닐까 합니다.

화장은 '변장'이 아닙니다. 하지만 '변장'에 가까운 '변신'을 도와주는 수단이라 할 수 있습니다. 그래서 저는 단점만 보완하는 '메이크업'보다는 나의 장점으로 단점까지 커버하는 '메이크업'을 즐길 수 있었으면 합니다.

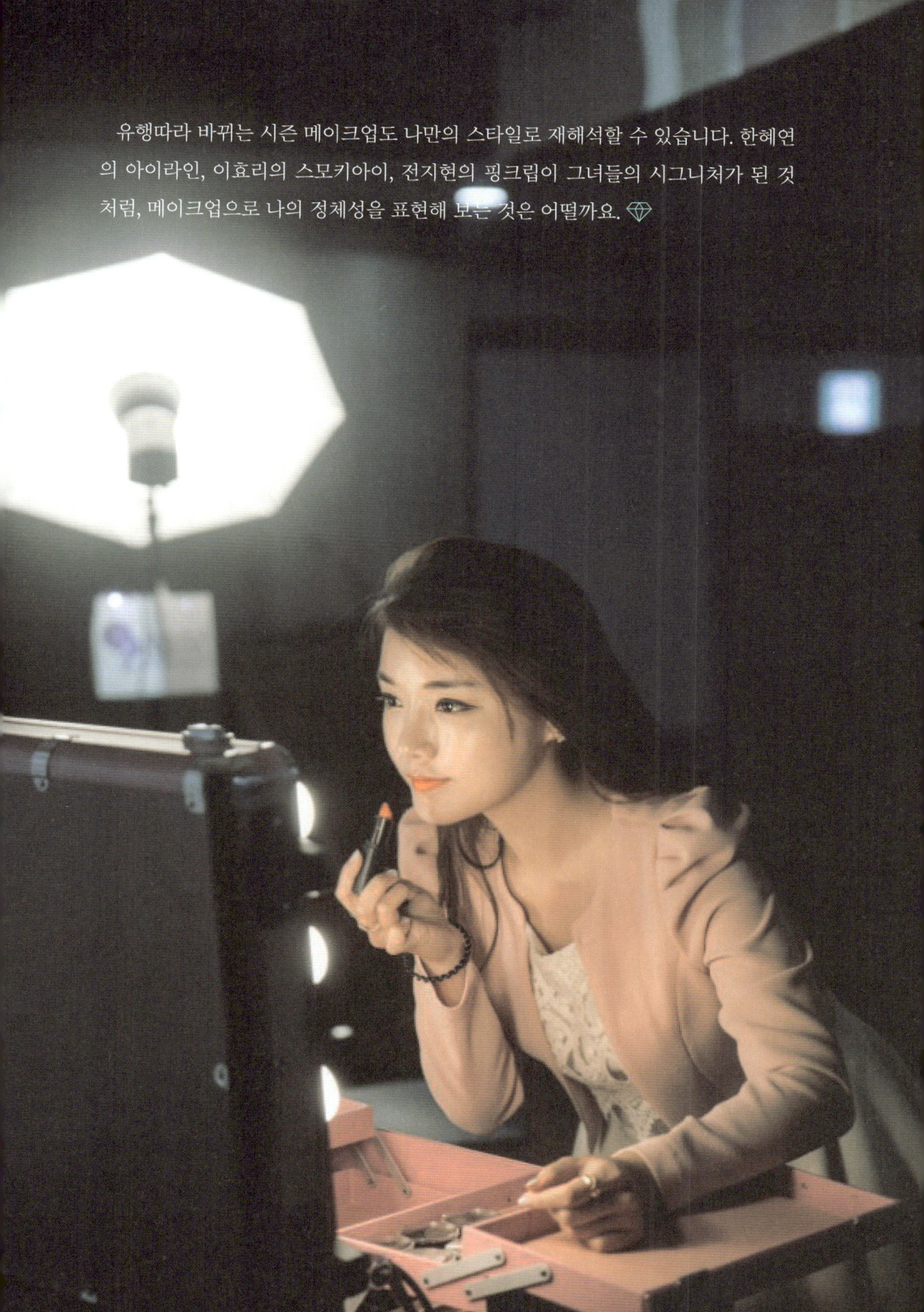

유행따라 바뀌는 시즌 메이크업도 나만의 스타일로 재해석할 수 있습니다. 한혜연의 아이라인, 이효리의 스모키아이, 전지현의 핑크립이 그녀들의 시그니처가 된 것처럼, 메이크업으로 나의 정체성을 표현해 보는 것은 어떨까요.

색을 입히다, 공간을 채우다 #17

MIX & MATCH

"순도 높은 아름다움은 컬러의 혼합물에서 태어납니다"

저는 단순함을 사랑합니다. 마음을 울리는 한 줄 글귀에 눈물짓고, 심플한 노트와 깔끔하게 정돈된 다이어리를 좋아합니다. 고민은 짧게 하기, 긍정적으로 생각하기, 매 순간에 최선을 다하자고 항상 다짐해요. 이렇게 주어진 현재에 만족하며 단순함을 실천하려고 항상 노력합니다.

생각까지도 미니멀라이프를 지향하는 저예요. 하지만 피부 표현만큼은 '콤플렉스'와 '맥시'를 추구합니다. 메이크업의 핵심이 자연스러움이기 때문인 것 같아요.

경계 없이 매끈한 베이스부터 달무리처럼 은은하게 번지는 피부광채까지… 메이크업의 자연스러움은 얼굴의 선과 음영을 다루는 디테일을 통해 만들어집니다. 많은 시간과 정성을 쏟아야 얻어지는 섬세한 작업이죠. 손이 많이 가는 만큼 손에 익을 때까지 많은 훈련이 필요한 과정이기도 합니다.

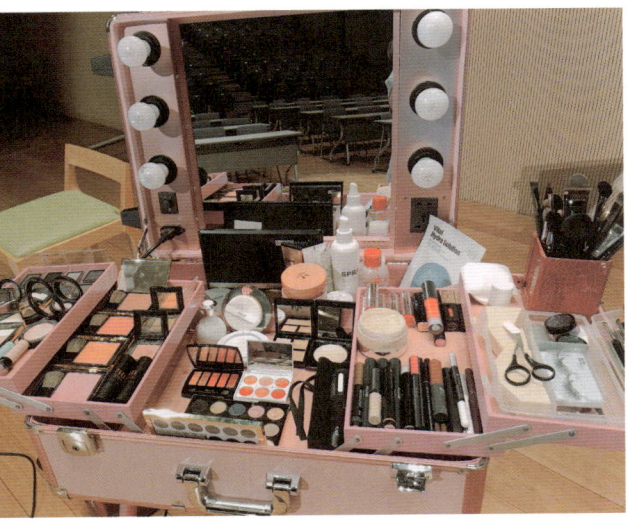

내추럴함을 살리는 가장 쉬운 방법은 컬러매치입니다. 색조화장을 할 때 컬러 조합만 잘 활용해도 얼굴은 한결 화사해집니다. 피부톤에 맞는 컬러를 바르고, 립과 아이, 볼터치 컬러에 통일감을 주는

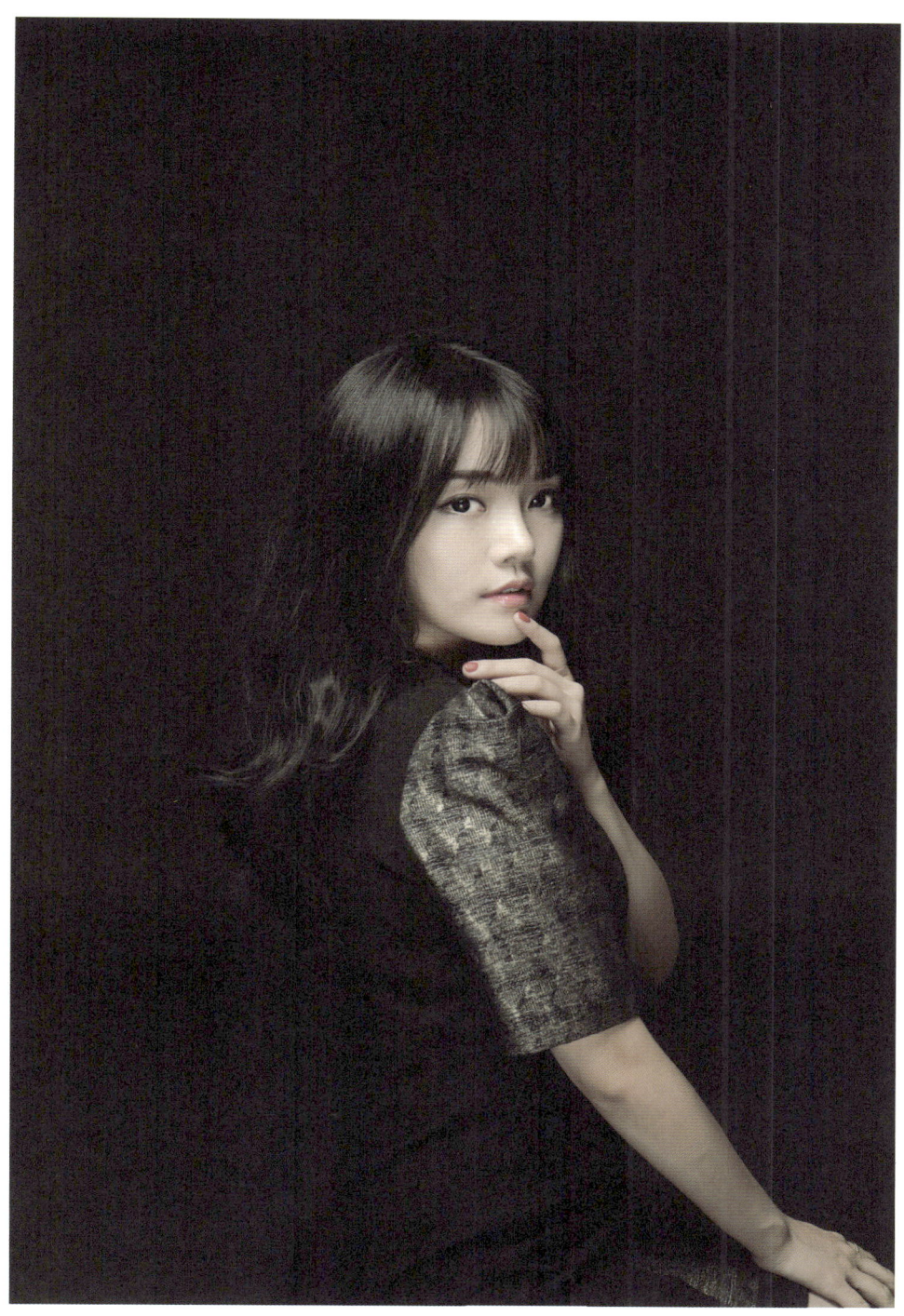

컬러매치는 초보자도 쉽게 따라할 수 있어요. 누구나 알아두면 요긴합니다.

*"여자는 항상 무지갯빛 행복을 꿈꾸고,
컬러를 통하여 팔색조 같은 아름다움을 표현합니다"*

색조화장품은 믹싱하는 방법이나 연출법, 제품을 바르는 위치에 따라 전혀 다른 분위기를 낼 수 있습니다. 아이 섀도우는 비슷한 컬러를 톤온톤으로 그라데이션하면 눈매가 깊어지고, 컬러풀한 블러셔는 차분한 톤의 섀딩 제품과 만나면 작고 생기 있는 얼굴이 만들집니다

피부는 크게 '쿨톤'과 '웜톤'으로 분류합니다. 또한 안색에 따라 '붉은 빛이 도는 웜톤(쿨톤)'과 '노란 빛이 도는 웜톤(쿨톤)'으로 세분해 볼 수 있습니다. 자신의 피부 톤만 확실히 알아도 색조제품 선택이 쉬워집니다.

제 피부는 중간톤에 가까워요. 그래서 제가 볼터치에 사용하는 주요 컬러는 다섯 가지입니다. ▲주황 빛이 살짝 도는 자연스러운 코랄, ▲채도가 살짝 짙은 핑크, ▲노란색에 가까운 밝은 오렌지, ▲쿨톤에 가까운 퍼플가 그것인데요. 자연스러운 브라운 컬러 섀딩과 궁합이 잘 맞아요.

블러셔를 사용할 때는 볼터치 위에 섀딩을 얹어 줍니다. 자연스러운 그라데이션을 생기기 때문에 얼굴 전체의 윤곽을 또렷하게 만들어 주거든요. 제가 가장 자주 쓰는 블러셔는 '코랄핑크'예요. 차분하지만 사랑스러운 색감이 산뜻하고 청순한 느낌을 연출하기 좋습니다.

여리여리한 느낌을 주고 싶을 때는, 베이스 메이크업에 사용한 쿠션에 핑크컬러를 살짝 섞어서 손으로 살짝 찍어 발라줍니다. 반대로 볼터치로 얼굴에 컬러 포인트를 주고 싶을 때는 블러셔만 조금씩 찍어 바르며 색의 농도를 올려 줍니다. 핑크컬러는 채도가 강한 제품을 주로 활용하면 러블리한 감성을 표현할 수 있어요.

오렌지 컬러는 살짝 노란끼가 도는 밝은 색을 선호합니다. 밝은 오렌지 컬러는 핑크와 섞어도 자연스럽게 어울립니다. 주황색에 가까운 코랄컬러 블러셔를 살짝만 터치하면 청순미 만점! 브라운 컬러와 섞어 사용하면 우아하고 지적인 분위기가 나기 때문에 가을, 겨울에 추천하는 컬러이기도 합니다.

블러셔는 주로 크림타입을 사용합니다. 가루타입에 비해 밀착력이 좋고 손쉽게 크리미한 물광을 표현할 수 있어요. 쿠션을 바르고 그 위에 블러셔를 조금씩만 바른 뒤 살살 펴 발라주면 두 뺨에 생기발랄한 볼륨감이 생깁니다.

전문가의 손길이 닿을수록 표현은 확실해질 수밖에 없어요. 하지만 일상 속 메이크업은 가급적 쉽고 간단하게 즐길 수 있어야 한다고 생각해요. 원하는 이미지를 자유자재로 표현하는 메이크업이란 무엇일까요? 저는 '컬러'만 잘 입혀도 절반은 성공할 수 있다고 생각합니다.

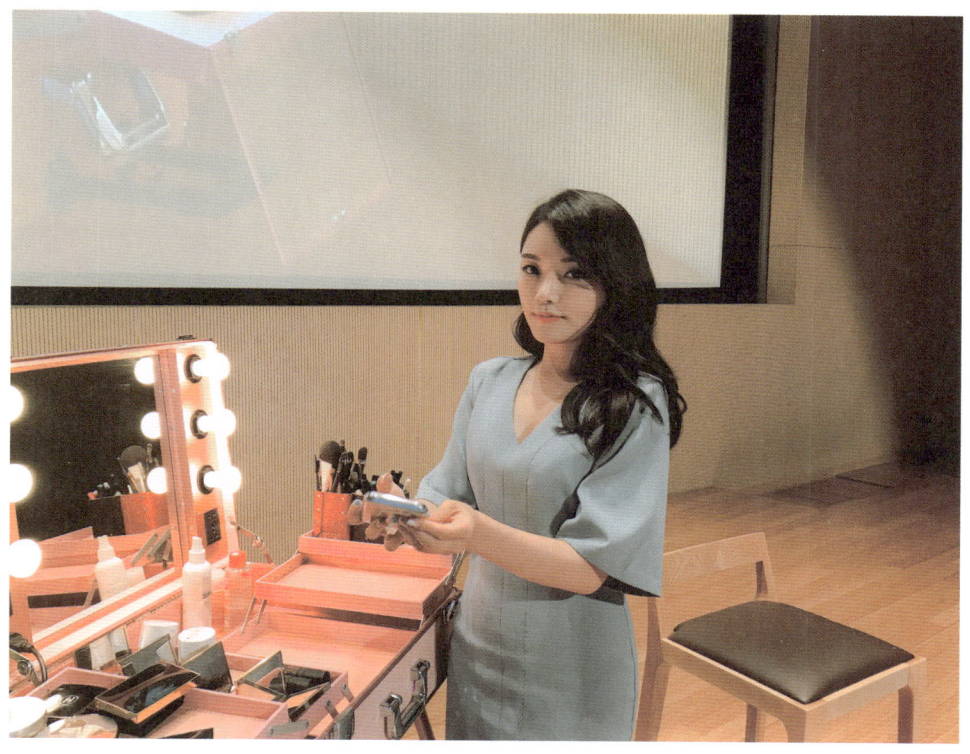

색을 입히다, 공간을 채우다   #18

예쁨을 그리다

"무채색 얼굴에 생동감을 살리는 작업!
메이크업은 '살아있는 입체미술'입니다"

    종이에 그리던 그림을 사람의 얼굴에 그리고 있습니다. 메이크업은 피부 위에 아름다움을 표현하는 '살아있는 입체미술'이라고 생각해요. 시작부터 끝까지 생동감이 넘치는 작업은 늘 새롭고 설레는 것 같아요. 다양한 피부타입, 다양한 생김새, 다양한 컬러를 디자인하는 일. 메이크업의 매력은 '변화무쌍함'이 아닐까 합니다.

    얼굴의 오묘한 아름다움을 생각하면, 레오나르도 다빈치의 작품 '모나리자'가 떠오릅니다. 미완성임에도 불구하고 전 세계인의 사랑을 받는 명화예요. 이 초상화는 보는 사람에 따라 주인공의 표정과 분위기가 다르게 느껴진다고 해요. 저는 그 신비로움이 '눈썹의 여백에 미'라고 생각해 봅니다.

    미인에 눈썹을 '아미'라고 하지요. 사람은 누구나 얼굴에 '고유의 표정'을 하나씩 가지고 있습니다. 그 표정을 결정짓는 부분이 바로 '눈썹'이라고 생각해요. 짧고 굵은 짱구눈썹은 조금 엉뚱해 보이고, 가늘고 각진 눈썹을 보면 저절로 악녀 이미지가 떠오르죠. 이처럼 내 기분과 상관없이 얼굴의 인상을 좌우하는 '표정'은 눈썹에 담겨 있지 않나 싶습니다.

    똑같은 얼굴이라도 눈썹의 형태와 두께가 달라지면 전체적인 이미지가 달라집니다. 눈썹 숱이 적고 연하면 인상도 흐릿해 보여요. 반대로 숱이 많고 진한 눈썹은 강하고 남성적인 느낌을 주기 쉽죠. 눈썹 앞머리나 눈썹꼬리가 정돈되지 않으면 지저

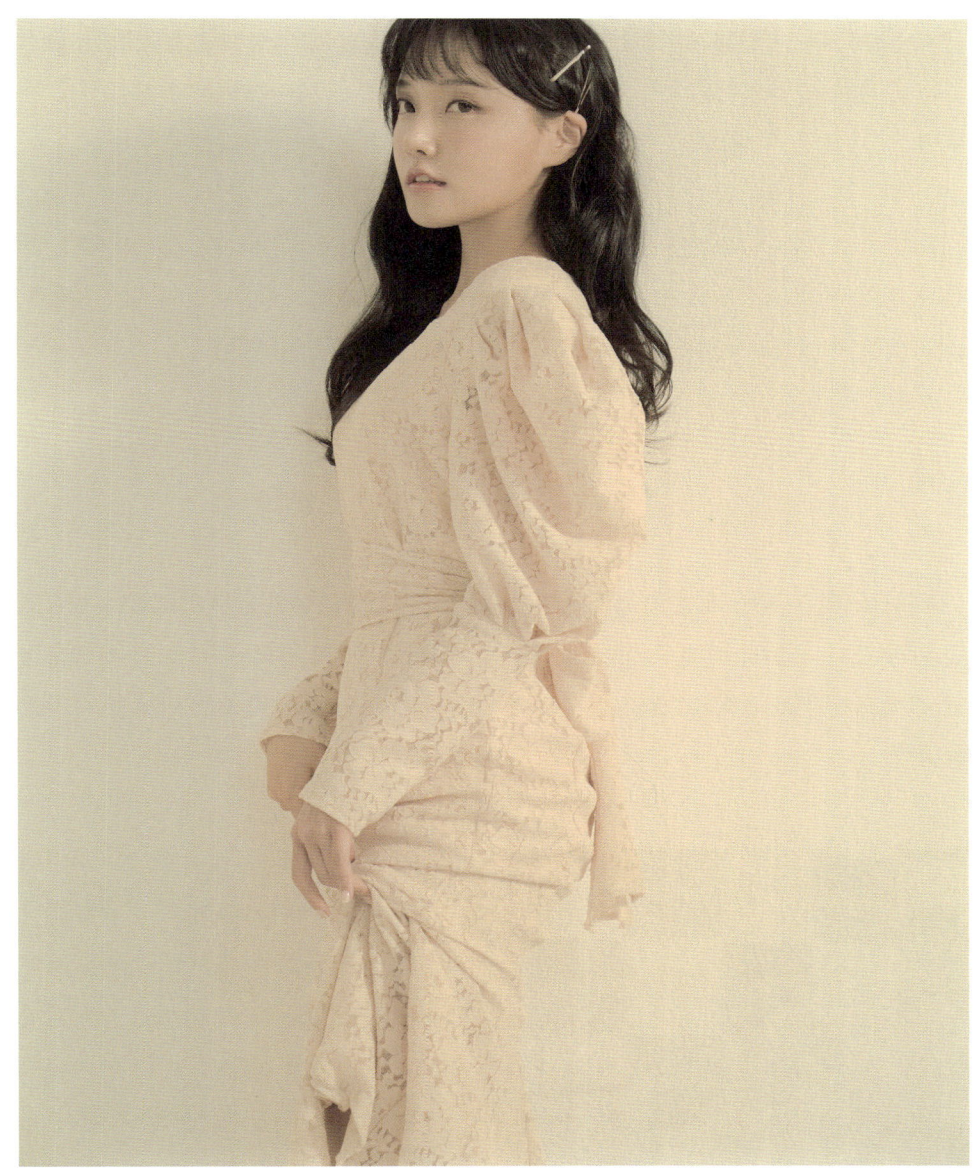

분한 인상을 주고, 눈썹산이 너무 치켜 올라가면 예민하고 쎈 이미지를 안겨 줍니다.

저 역시 눈썹은 꾸준히 관리합니다. 수시로 눈썹칼이나 쪽집게를 이용해 눈썹모양을 다듬습니다. 이렇게 내 얼굴에 어울리는 모양으로 눈썹의 형태를 잡아두면, 화장하는 시간을 줄일 수 있어요. 눈썹정리로 부족한 부분은 아이브로우나 섀도우로 채우면 '보기 좋은 인상'으로 완성됩니다.

종종 브로우바 서비스를 이용하기도 해요. 요즘은 좋은 이미지를 위해 반영구 문신을 하거나 전문가에게 눈썹관리를 받는 분들도 많아요. 이전과 달리 남성분들도 늘고 있는 추세라고 하니, 바야흐로 '관리의 시대'를 체감하곤 합니다.

"모든 드로잉에는 밑그림이 필요합니다.
쏭블랑 메이크업의 밑그림은 본연의 그 얼굴 자체입니다"

메이크업의 기본이 되는 눈썹도 유행을 탑니다. 진하고 강렬한 메이크업이 풍미했던 90년대는 눈썹도 각지고 진하게 표현했습니다. 이렇게 길고 각진 눈썹은 중성적인 카리스마가 느껴져요. 반면 실제보다 나이들어 보이고 날카로운 인상을 주기도 합니다.

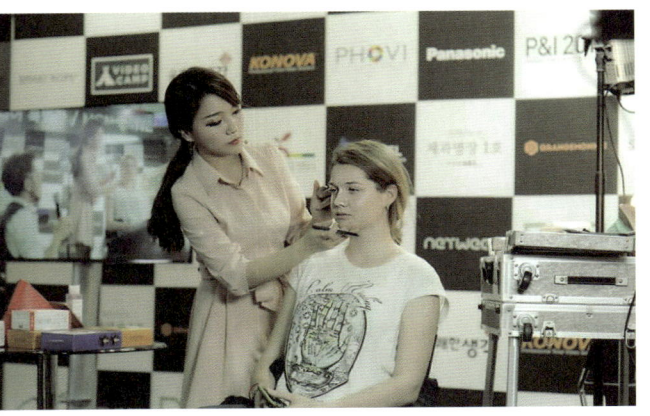

동안열풍이 불기 시작한 2000년대 이후부터는 메이크업이 가벼워졌습니다. 덩달아 선호하는 눈썹모양도 자연스럽고 부드러워지고 있어요. 강아지처럼 순한 인상을 만들어 주는 아이유의 일자눈썹부터 자연스러움을 살린 신세경의 초승달 눈썹 등은 여자들의 워너비로 꾸준히 사랑받고 있습니다.

시대가 바뀌면서 눈썹 메이크업도 조금 달라졌습니다. 아이브로우로 눈썹 사이사이를 채우던 방식을 벗어나 한 올 한 올 눈썹의 결을 살려 입체감을 주고 있어요. 또한 헤어컬러와 눈썹의 컬러를 통일하거나 눈썹 앞머리는 선명하게 해 깔끔하고 단아한 이미지를 연출하기도 합니다.

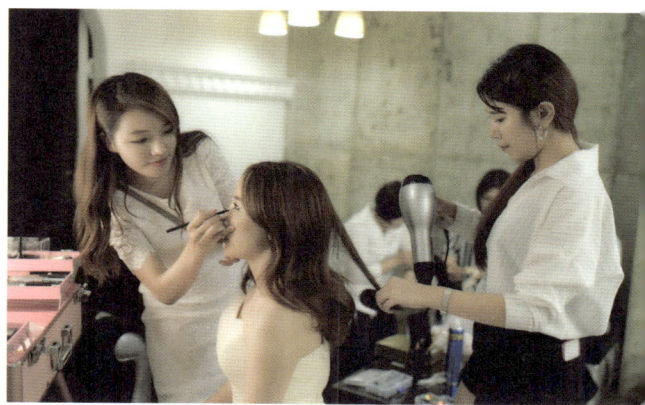

'여자는 화장발, 남자는 머릿발'이라는 얘기가 있지요. 하지만 '못난 눈썹'은 성별을 불문하고 고민거리가 돼요. 의외로 관리하기 까다로운 부분이 눈썹이 아닐까 싶습니다. 두께와 형태가 조금만 달라져도 '그 느낌'이 살지 않기 때문에, 양쪽 눈썹의 대칭까지 고려해야 합니다.

눈썹을 정리할 때는 우선 원하는 얼굴의 이미지를 결정해야 합니다. 원하는 눈썹 모양이 결정되면 ▲눈썹의 시작점과 끝점을 알아두고, ▲눈썹의 가장 높은 지점인 눈썹산의 위치를 체크합니다. 그 다음 ▲눈썹 가이드선을 살짝 그리고 ▲눈썹칼로 털이 난 방향을 따라 잔털을 제거해 주세요.

처음에는 조금 어렵지만 익숙해지면 어렵지 않아요. 첫 술에 배부른 아름다움은 없다! 실패를 거듭하며 배우는 '뷰티'가 성공적인 데일리 메이크업의 초석을 다져줄 거예요. ◈

색을 입히다, 공간을 채우다 #19

색을 입히다 공간을 채우다

"따스한 눈빛은 백 마디 말보다 확실한 위로에 메시지를 안겨 줍니다"

사람의 눈에는 많은 것이 담겨 있습니다. 말하지 않아도 현재의 감정을 느낄 수 있고, 그날의 컨디션과 기분도 짐작할 수 있어요. 초롱초롱 빛나는 아이들의 눈은 주체할 수 없는 장난기와 호기심이 느껴지고, 세월을 이겨내신 부모님들의 눈에는 살아온 삶의 무게가 담겨 있습니다.

눈꼬리가 살짝 말린 눈은 행복을 말하고, 잔뜩 힘이 들어간 똘망똘망한 눈은 왠지 사랑스럽기까지 합니다. 잔잔하고 그윽한 눈빛은 좋은 위로가 되고 다정함이 실린 온화한 눈은 편안함을 안겨 줍니다. 잔뜩 충혈된 눈이 지닌 피로감, 텅빈 눈빛이 주는 공허함, 그렁그렁 눈물이 고인 눈빛까지… 그래서 눈을 '마음의 창'이라고 하나 봅니다.

우리는 상대를 볼 때 먼저 눈을 바라봅니다. 눈에서 느껴지는 온도가 그 사람의 이미지로 굳는 경우가 많아요. 때문인지 대충 화장할 때도 립과 아이 메이크업은 생략하지 않게 됩니다. 실제로 눈과 입술만 꾸며도 얼굴은 제법 정돈된 티가 납니다.

메이크업을 이야기할 때 반듯이 빼놓을 수 없는 것이 '눈'입니다. 아이메이크업은 얼굴의 전체적인 이미지를 결정짓는 '화장의 꽃'이라 할 수 있어요. 눈썹과 눈의 이미지만 달라져도 얼굴은 180도 달라 보입니다. 눈썹이 형태를 가다듬어 이미지를 싣는 작업이라면 아이메이크업은 눈매를 '성형'한 효과까지 기대할 수 있습니다.

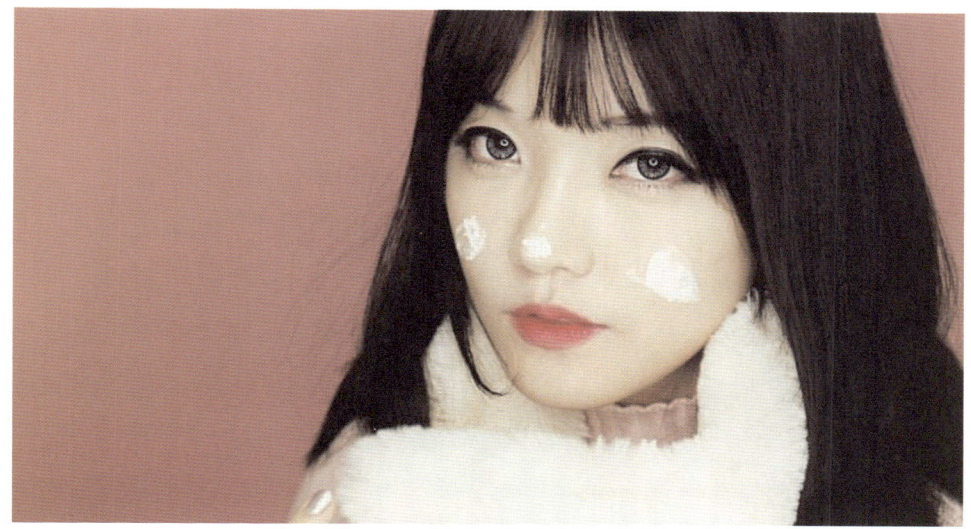

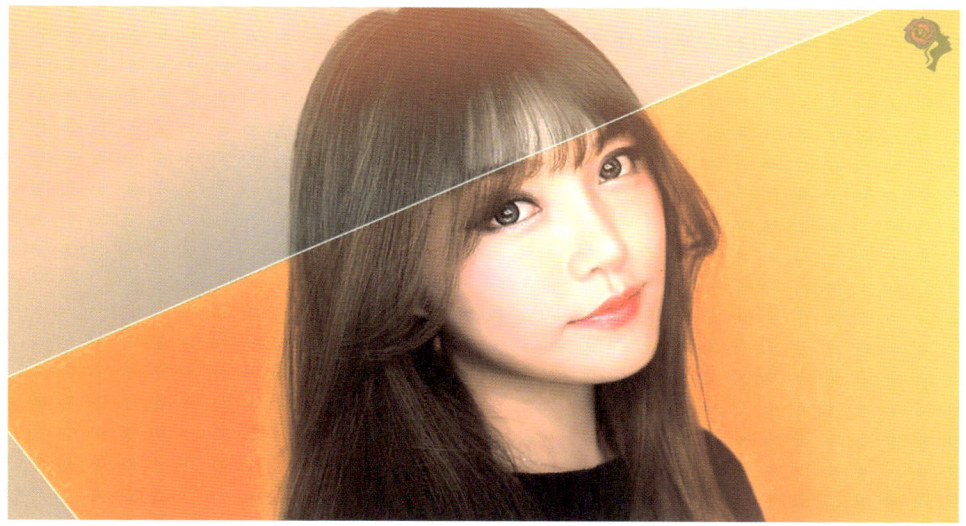

　작고 흐리멍텅한 눈은 아이라이너로 크고 강렬하게 만들어 주고, 밋밋하고 심심한 눈은 아이섀도우로 로맨틱하고 사랑스러운 분위기로 연출할 수 있습니다. 그뿐인가요. 눈이 치켜 올라가 날카로운 눈매는 눈꼬리를 내려 부드럽게, 축 쳐진 눈매는 눈꼬리를 살짝 올려 발랄한 인상으로 바꿀 수 있죠.

*"평생 젊고 예쁠 수는 없습니다.
하지만 평생 젊고 예뻐 보일 수는 있습니다"*

차갑고 강렬한 카리스마와 매혹적인 눈매, 선명하고 맑은 눈동자와 깊고 그윽한 눈빛까지… 아이 메이크업으로 표현하지 못하는 감정은 결코 없습니다.

실제로 눈은 여러가지 메이크업 제품을 사용해 다양한 느낌을 표현할 수 있는 신체 부위입니다. 아이새도우 하나를 사용하더라도 컬러를 눈의 어느 지점에 어떻게 바르느냐에 따라 분위기가 달라지고, 아이라인 한 획이 눈매를 180도 달라지게 만들기도 합니다. 그만큼 아이메이크업에 관심을 갖는 분들도 많은 것 같아요.

메이크업을 하다보면 '아이라인 그리는 법'을 많이 물어 보세요. 눈매보정효과가 확실한 반면 초보자들은 어려워하는 화장기술 중 하나가 눈썹라인과 아이라인 그리기인 것 같아요.

초보자들이 가장 손쉽게 사용할 수 있는 아이라이너는 촉이 단단한 붓펜타입입니다. 찍어서 사용하는 리퀴드 타입 아이라이너는 표현력이 좋은 반면 깔끔하게 선을 그리기가 쉽지 않죠. 또렷한 선과 선명한 눈매를 연출하고 싶은 분들은 고체타입의 펜슬라이너나 젤라이너를 추천합니다. 원하는 부위에 정확하게 터치할 수 있고 면봉으로 살살 문지르면 자연스럽게 표현할 수 있거든요.

아이라인은 눈의 모양에 따라 그리는 방법이 달라집니다. 작은 눈은 눈의 2/3 지점부터 라인을 바깥쪽으로 빼서 그려주고, 쌍꺼풀이 짙은 눈은 속눈썹 사이 점막을 채워주되 눈 앞과 꼬리를 살짝 두껍게 그려주는 것이 좋아요.

눈두덩이에 살집이 있거나 눈꺼풀이 얇은 눈은 선명한 라인보다는 어두운 계열의 아이새도우를 섞어서 음영감을 주는 것이 자연스럽습니다. 또한 속쌍꺼풀이 있는 눈은 눈앞부분부터 꼬리까지 일자로 일정한 두께의 선을 그려주면 또렷한 눈매를

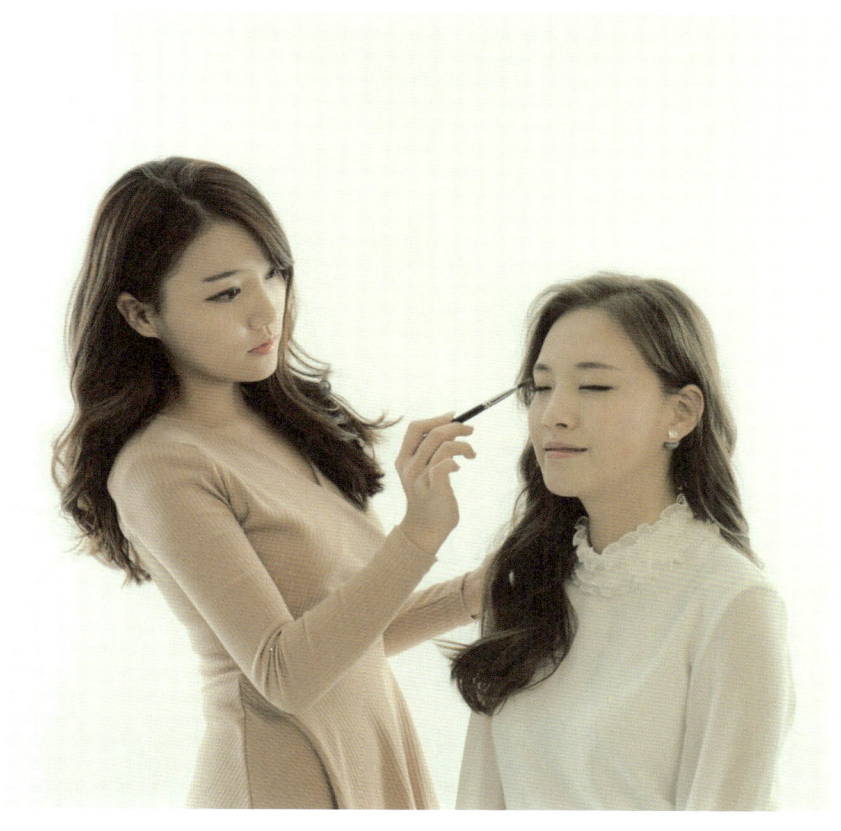

만들 수 있어요. 처진눈은 눈꼬리를 살짝 위로 올려 주면 발랄한 느낌이 살아납니다.

　메이크업은 '아름다움을 향한 끝없는 도전'인 것 같습니다. 세상에 똑같은 얼굴이 없듯, 누구에게나 통하는 화장법은 존재하지 않습니다. 옷과 신발이 내 사이즈라고 해서 다 나에게 잘 어울리는 것은 아니잖아요. 표준화 된 사이즈나 유행하는 스타일보다 중요한 것은 '나' 자신에게 더 어울리는 스타일입니다.

　천편일률의 아름다움은 없습니다. 오직 나 자신이기 때문에 가질 수 있는 '매력'이 누군가에게는 아름다움으로 느껴지는 것 같아요. 여러분을 아름답게 하는 것은 무엇인가요? 자신을 빛나게 하는 작은 예쁨을 발견할 수 있기를 바랍니다.

색을 입히다, 공간을 채우다 #20

분위기를 색칠하다

"선명한 아름다움은 자기자신의 노력입니다.
끊임없는 시도와 연습 속에서만 완성됩니다."

여자의 미모를 꽃에 비유하곤 합니다. 저는 젊음과 미모를 '계절'에 비유하고 싶습니다. 계절에 따라 풍경이 바뀌고, 공기의 냄새가 달라지는 것처럼, 미적 취향도 계속 변합니다. 그날의 기분과 상황, 날씨와 계절에 따라 매번 새로운 옷을 입고, 평소와 다른 화장으로 기분 전환에 나서기도 하죠.

메이크업은 오래된 친구 같습니다. 시시때때로 변하는 여자의 마음을 잘 헤아려 주죠. 우울한 날에는 화사한 컬러로 위로를 주고, 특별한 날은 자신감을 북돋아 줍니다. 애써 노력하지 않아도 마음이 가고 시간이 흐를수록 더 익숙하게 와 닿는 감동까지 참 많은 부분이 닮아있습니다.

화장은 날씨와 계절, 기분과 감정을 포용합니다. 저 역시 색감과 포인트는 자연에서 아이디어를 얻는 편이에요. 아트메이크업은 주로 하늘 바다 물결, 우주 등에서 영감을 얻고, 데일리 메이크업은 날씨와 장소의 분위기가 표현의 주제가 됩니다. 메이크업 자체가 상황에 적절한 최상의 아름다움을 표현하는 일이기 때문인 것 같아요.

봄의 싱그러움을 담은 옐로우, 핑크 아이섀도우, 여름의 열기를 담은 형광컬러 립스틱, 차분한 가을을 담은 베이지 브러셔와 말린장미 립스틱, 겨울의 도회적 감성을 담은 와인컬러 립과 다크 브라운 아이섀도우 등은 꾸준히 사랑받는 '색조의 기본'으로 통합니다.

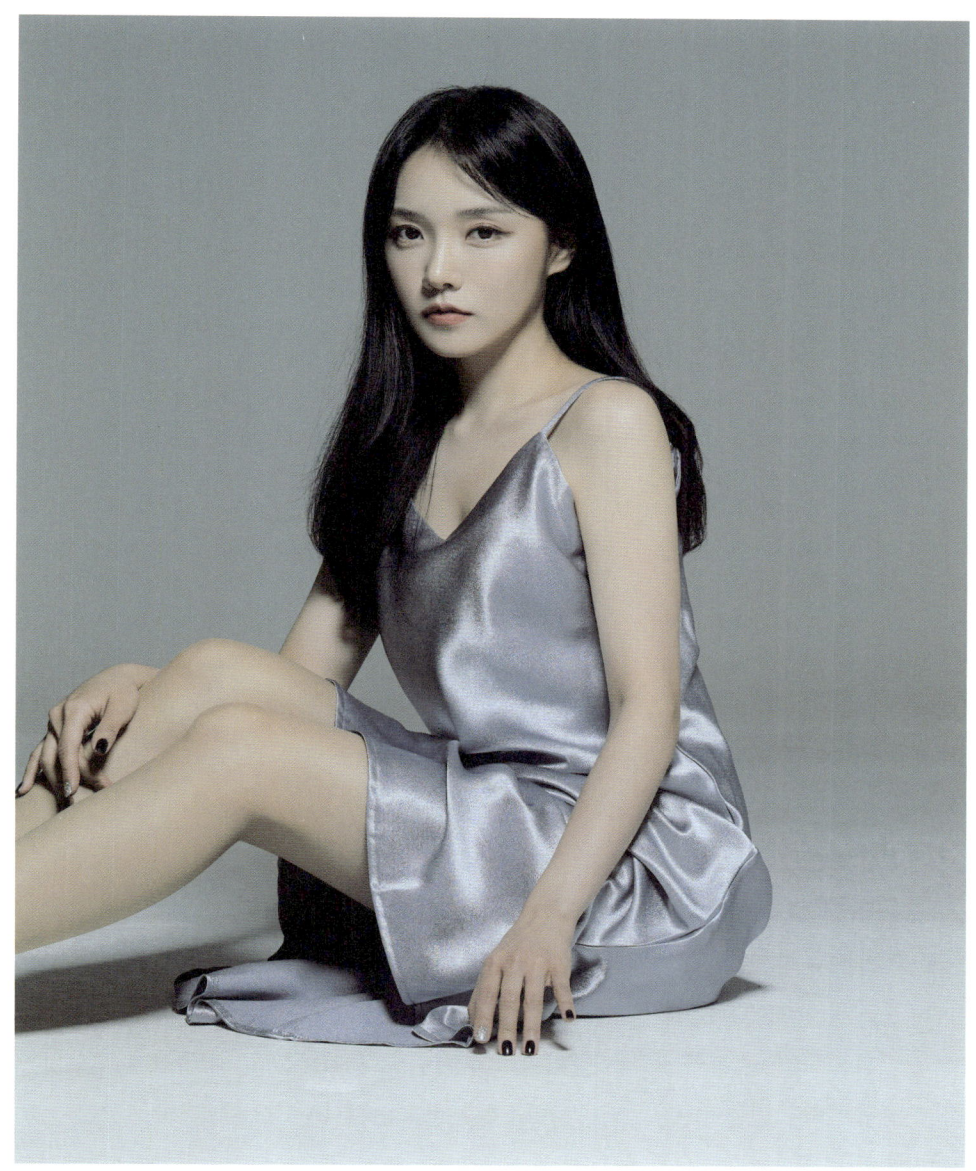

누가 정한 것도 아닌데 자연스럽게 마음이 끌리죠. 저는 이렇게 감성에 존재감을 가진 컬러와 표현을 사랑합니다.

> "절제된 아름다움을 더 사랑합니다.
> 과유불급의 미모는 더 아름답습니다."

패션보다 빨리 바뀌는 것이 뷰티 트렌드인 것 같아요. 한 번 입소문을 타면 뜨겁게 인기를 끌지만 또 금세 잊혀집니다. 유행의 수명이 무척 짧죠. 하지만 시즌마다 유행이 돌고 도는 탓에 조금만 센스를 발휘하면, 내가 가진 제품으로 유행에 뒤쳐지지 않는 메이크업을 즐길 수 있습니다.

개인적으로 가장 좋아하는 메이크업은 '내추럴 메이크업'입니다. 투명하고 순수한 느낌을 살린 내추럴 메이크업은 어디서나 무난하게 어울려요. 뿐만 아니라 아이메이크업이나 립메이크업 등 컬러 포인트만 살짝 바꿔주면 쉽게 분위기를 바꿀 수 있어요. 여러 일정을 소화해야 하는 일상 메이크업으로는 제격이죠.

패션처럼 뷰티에도 T.P.O.공식은 존재합니다. 시간(Time), 장소(Place), 상황(Occasion)을 뜻하는 'T.P.O'는 '센스'의 다른 표현이 아닐까 합니다. 경우에 따라서는 나의 어피어런스가 매너이자 에티켓이 되는 자리가 있잖아요. 그래서 저는 의상과 메이크업의 조화도 무척 중요하게 생각합니다.

특히 립이나 아이, 볼터치 등의 색조메이크업은 피부톤만큼 의상의 컬러와 콘셉트도 세심하게 고려하는 편이예요. 화려한 의상에 치여 얼굴이 가려지거나, 수수한 의상에 얼굴이 지나치게 강조되는 메이크업은 가급적 추천하고 싶지 않아요. '튄다'는 말은 언뜻 '개성'으로 여겨질 수 있지만, 자칫 잘못하면 '촌스러움'이나 '어색함'으로 퇴색할 수 있기 때문입니다.

패션이 나의 '개성'을 드러내는 일이라면, 메이크업은 오늘의 '스타일'을 드러내는 작업이라고 생각해요. 소금과 설탕의 적절한 밸런스가 맛있는 음식을 완성시키듯, 메이크업도 컬러와 음영의 적절한 조화 속에서 '분위기'가 만들어지는 것 같아요.

예쁨의 노하우는 '다다익선'이지만, 실전 메이크업의 노하우는 '과유불급의 원칙'이 먼저입니다. 분위기 있는 메이크업의 비결은 단순해요. 칠하고, 그리고, 바르는 연습은 '투머치(too much)'하게! 실전에서 표현은 '내추럴(Natural)'하게! 머리부터 발끝까지 스타일링은 '컨트롤 유어셀프(Control yourself)'를 기억하시면 됩니다.

명심하세요! 잔잔한 아름다움으로 감동을 주는 여자가 진정한 '뷰티고수'입니다. 💎

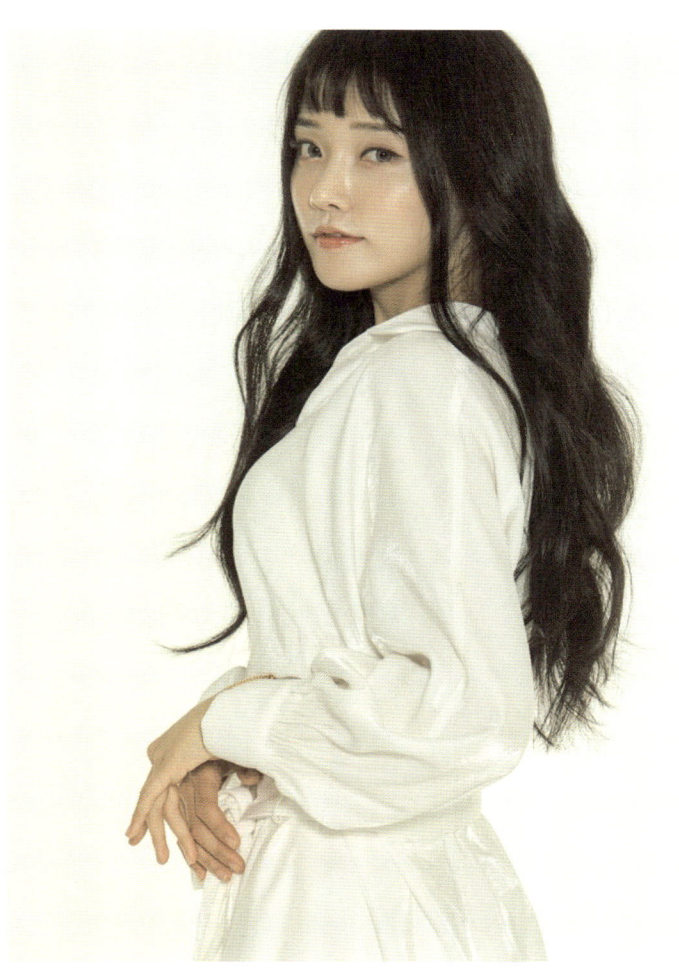

색을 입히다, 공간을 채우다 #21

터치의 마술

"언판 불변의 법칙은 쏭블랑의 메이크업에서는 통하지 않아요.
메이크업은 현존하는 '터치의 마술'입니다"

저마다 다른 선을 가진 얼굴은 재질이 다른 캔버스이자, 미완성된 작품입니다. 저는 그 위에 베이스를 깔고 톤과 음영을 살리는 작업을 합니다. 컬러를 쌓아 올려 강렬한 포인트를 주고, 다시 살살 문질러 은은하게 퍼지는 그라데이션을 만들며 한 사람의 얼굴을 변신시킵니다.

10년 전까지만 해도 메이크업 아티스트라는 직업이 잘 알려져 있지 않았어요. 사실 많이 힘들었죠. 하지만 '누군가를 아름답게 만들어 주는 일' 자체가 좋았어요. 자신의 변화에 기뻐하고 행복해 하는 사람들의 모습을 보며 일하는 보람과 희열을 느꼈습니다.

이렇게 멋지고 아름다운 일을 더 많이 알려야겠다는 생각을 했어요. 그렇게 첫 메이크업 쇼를 시작했고, 어머님들께 특별한 추억을 선물하는 시간을 가졌습니다. 마음까지 힐링하는 메이크업, 위로와 치유의 시간을 주는 뷰티클래스를 열어보고 싶었던 것 같아요.

당시 메이크업 트렌드는 눈매를 강렬하게 표현하는 캣츠아이, 스모키 메이크업이에요. 내추럴 메이크업과 다르게 다소 과격하고 강렬한 화장법이지만 메이크업 전과 후의 결과는 확실했죠. 자신의 또 다른 얼굴에 감탄하고 즐거워하는 참가자분들을 통해 저도 용기와 자신감이 생겼습니다.

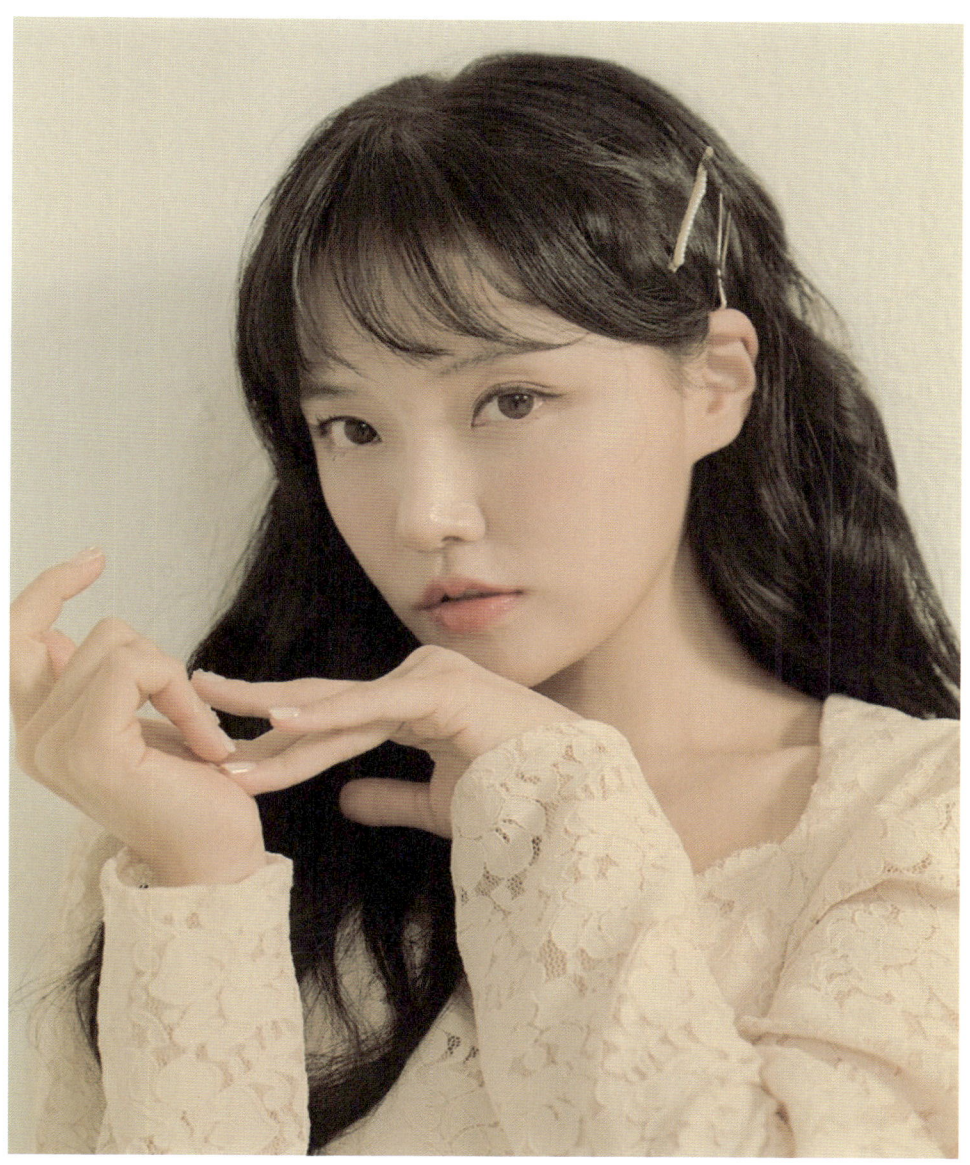

> "메이크업을 하는 손의 온기가 아티스트의 마음을 전하고,
> 컬러의 온도가 미모의 센스를 결정합니다"

색조가 다양해질수록 다양한 이미지가 생깁니다. 피부톤이 창백할수록 결이 매트해질수록 성숙하고 도회적인 느낌이 살아납니다. 여기에 턱과 콧날의 음영을 강하게 주면 이목구비가 더욱 선명해지며 마치 '성형'한 것처럼 얼굴의 이미지가 달라지기도 합니다.

최신 트렌드인 내추럴 메이크업으로도 충분히 드라마틱한 변화를 이끌어 낼 수 있습니다. 피부의 베이스는 최대한 가볍고 자연스럽게 연출하되, 눈과 입술, 뺨, 콧날 등에 입체감을 실어주는 거예요. 핏기 없는 안색은 립 컬러로 생기를 불어 넣고, 밋밋한 광대는 블러셔로 광채와 볼륨감을 살려주면 5년은 어려진 얼굴을 만날 수 있습니다.

아울러 이마와 콧날에 하이라이터를 브러쉬로 얇게 터치해 주면 인위적인 느낌 없이 콧대가 오똑해집니다. 눈은 아이라이너 대신 어두운 컬러의 아이섀도우로 음영을 주고, 눈꺼풀은 은은한 스킨컬러를 사용해요. 이때 고운 입자의 펄 섀도우를 눈두덩이 중간이나 눈꼬리에 한 번 톡 찍어 포인트를 주면 '꾸안꾸' 느낌의 예쁜 얼굴을 완성할 수 있어요.

이렇게 화장은 여자가 원하는 모든 것을 표현해 줍니다. 가장 안전하고 빠른 성형의 수단이자, 가장 확실한 자기 표현의 도구인 거죠. 다만 우리가 그 방법을 잘 몰랐던 것 뿐이에요. 누구나 누릴 수 있지만, 누구에게나 주어지지 않는 재능이 바로 메이크업 '터치의 마술'이 아닐까 생각합니다.

아름다움은 우리 여자의 본능이죠. 작고 예쁜 것을 보면 사랑스러움을 느끼고, 반짝이는 것에 설레고 갖고 싶어지는 마음. 거울에 비친 내 모습이 왠지 조금 부족해 보이고, 조금 더 예뻐 보이길 소망하는 여자의 마음을 칭찬해 주세요.

오늘을 더 멋지고 행복하게 '살고 싶은' 삶의 의지가 강렬하게 타오르고 있다는 증거니까요. 💎

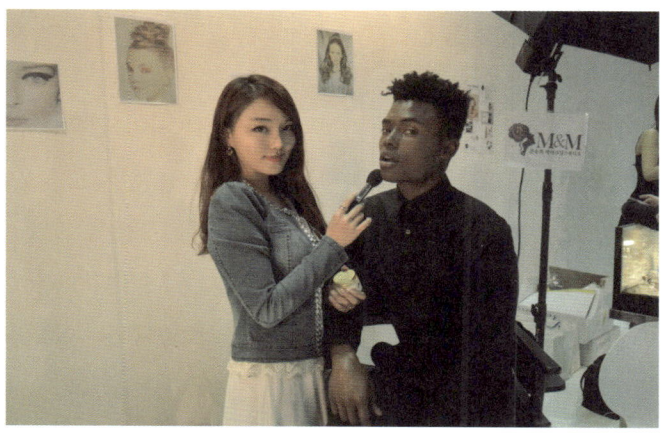

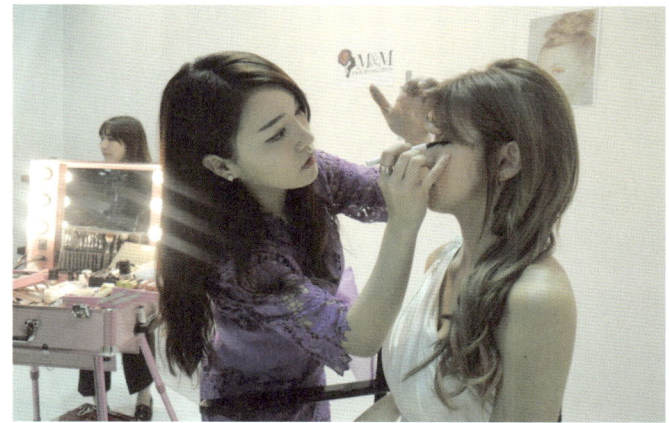

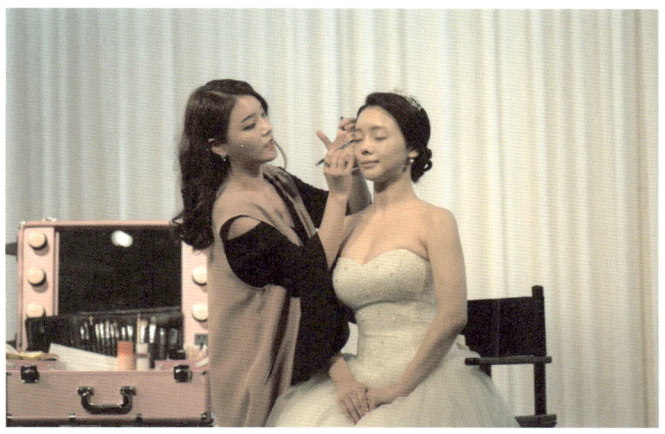

색을 입히다, 공간을 채우다 #22

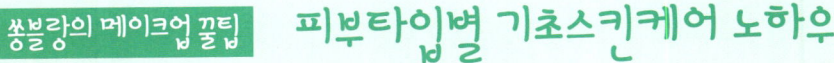 피부타입별 기초스킨케어 노하우

- 건성피부

자신의 피부타입에 맞는 수분크림을 발라 준다. 메이크업을 하기 전에는 보습력이 우수한 반면, 산뜻하게 발리는 가벼운 타입의 크림을 추천한다. 꾸덕하게 발리는 쫀쫀한 크림을 바르면 베이스를 바를 때 크림이 밀리거나 화장이 들뜰 수 있기 때문이다. 건성피부 타입은 수시로 입자가 작은 미스트를 뿌려주는 것도 수분 공급에 도움이 된다. 건성피부는 수분이 부족하여 잔주름이나 노화의 진행이 빠르기 때문에 수분과 영양 공급을 충분히 해주어야 한다.

기초관리순서 : 토너 - 에센스 - 로션 - 크림

- 지성피부

'클렌징', '각질제거', '유분기 제거'가 중요하다. 클렌징을 할 때 피지 제거 기능이 있는 딥클렌저를 사용하면 더욱 효과를 볼 수 있다. 화장품을 선택할 때, 알로에, 티트리 등 피부진정에 도움이 되는 성분을 함유한 것을 선택하는 것이 도움이 된다.

메이크업 시, 피지분비가 왕성한 피부인 만큼 얼굴이 번들거리거나 화장이 지워지기 쉽다. 자극적이지 않는 파우더를 가지고 다니면서 유분기를 잡아주는 것이 좋다. 단 유분과 수분은 별개이므로 지성피부도 수분 공급은 필수다. 특히 수분 부족형 지성피부는 피부 속 수분을 채워주지 않으면 불필요한 과잉유분을 분출해서 피부가 더욱 예민해질 수 있기 때문에 가벼운 수분세럼, 에센스 타입을 추천한다.

- 복합성피부

복합성 피부에도 여러가지 종류가 있다. 부분적으로 예민한 피부인 사람, T존과 U존이 각각 다른 피부 타입인 경우, 전체적으로 예민한 경우 등등 복합성 피부는 다양한 형태로 나

타나기 때문에 자신이 어떤 복합성 피부인지 제대로 진단하는 것이 중요하다.

이마와 코 티존 부분만 번들거리는 경우는 건성보다는 지성피부 타입에 맞추어 화장품을 골라야 한다. 티존과 유존을 각각 다르게 관리한다. 복합성피부인데 피부가 얇은 경우는 최대한 피부에 자극을 주지 않는 것이 좋다. 전체적으로 유분이 많은 타입인 경우에는 화장품을 얇게 여러번 덧발라 주는 것이 좋다. 이는 화장품이 흡수되지 않고 겉에서 번들거리는 것을 막아 준다. ◆

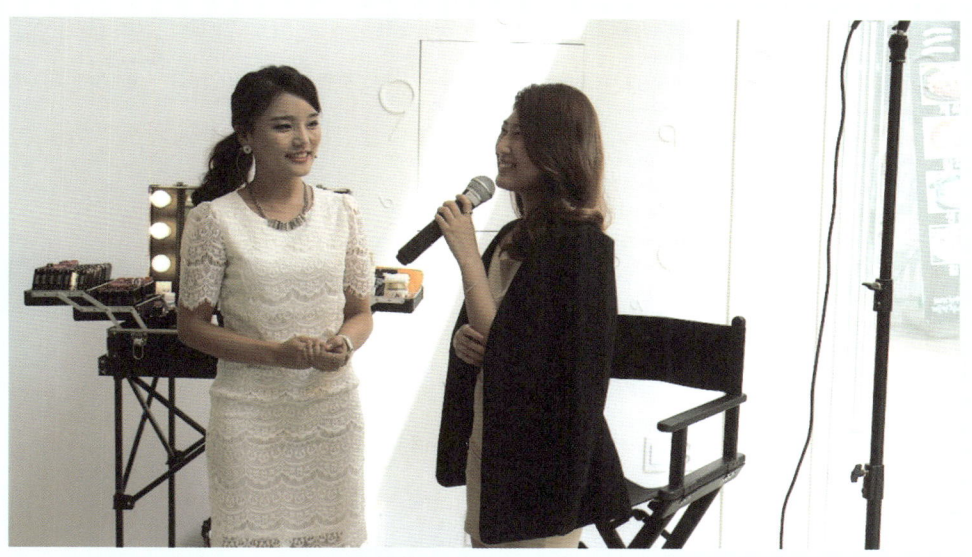

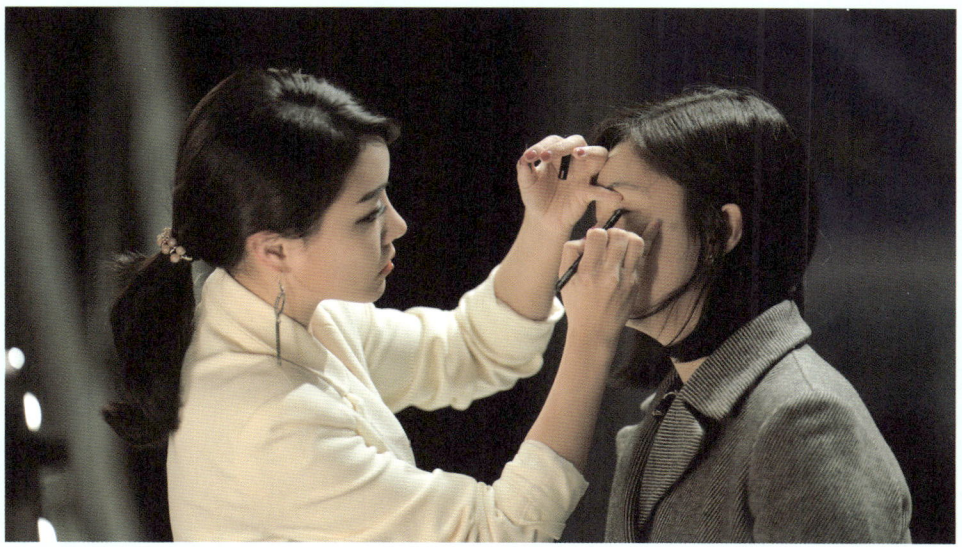

색을 입히다, 공간을 채우다 #23

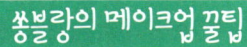 기초메이크업 실전 노하우

Q 메이크업 단계에서 가장 중요한 것은?
A 꼼꼼한 클렌징과 선크림 사용은 필수다. 꾸준한 기초스킨케어로 원만한 피부 컨디션을 유지하는 것이 중요하다. 매끄러운 피부 표현을 원할 때는 메이크업 직전 단계에서 프라이머를 사용하자. 프라이머는 넓은 모공을 숨겨 줄 뿐만 아니라 화장의 밀착력을 높여준다.

Q 메이크업 베이스를 고르를 때 가장 중요하게 생각하는 것은?
A 메이크업 베이스는 각자의 피부타입과 피부톤을 고려하는 것아 중요하다. 건조한 피부는 오일이나 크림타입, 유분이 많은 지성피부는 산뜻한 젤 타입이나 로션타입이 적당하다. 추가적으로 야외활동이 잦은 경우에는 수시로 덧바르기 좋은 쿠션이나 스틱타입 베이스를 추천한다.

컬러별로 선택법은 아래와 같다.
- 그린컬러 : 붉은기를 잡아 준다. 트러블성 피부나 홍조기가 있는 피부에게 추천한다.
- 핑크컬러 : 혈색을 좋게 만들어 준다. 창백한 피부에게 적합한 컬러다.
- 퍼플컬러 : 피부의 누런기를 잡아 피부를 환하게 만들어 준다.
- 옐로우컬러 : 붉거나 어두운 피부에 적당하다.
- 펄베이스 : 얼굴의 입체감을 살려 주고, 전체적으로 화사하게 보인다.

Q 파운데이션을 잘 고르는 방법이 있다면?
A 컬러 선택을 잘해야 한다. 보통은 손등에 테스터를 하지만 손등보다는 귀 뒤쪽 목부분에 컬러 테스트를 하는 것이 좋다. 건조한 피부는 적신 스펀지로 수분을 먼저 흡수시켜

준 후 커버를 하면 매끈해 보인다. 유분이 많은 피부라면 가벼운 쿠션타입, 리퀴드 타입을 추천한다.

Q 뜨지 않고 잘 먹는 기초메이크업은 어떻게?
A 실패한 기초메이크업은 크게 세 가지다. 밝은 톤의 제품을 사용해도 금방 탁해지는 경우, 유분기 때문에 금방 생얼처럼 되어서 화장한 느낌이 없는 경우, 건조하지 않는데 갈라져 보이는 경우, 손으로 밀면 슥 밀리는 경우가 그것이다. 무너짐 없는 기초메이크업을 도와주는 노하우는 아래와 같다.

1) 많은 화장품을 사용하지 않는다.
단계별로 우리는 많은 화장품들을 사용한다. 스킨, 로션, 에센스, 크림, 선크림, 프라이머, 쿠션 팩트 등 각 단계별 화장품을 바를 때 양 조절을 못하면 화장이 두꺼워져 들뜨기 쉽다.

2) 피부 온도를 체크하자.
피부 온도가 상승하면 화장이 무너지고 뜨기 쉽다. 메이크업 전 쿨링팩으로 피부의 온도를 낮춰주면 기초메이크업에 도움이 된다. 목 부분에 냉찜질을 해 주면 빠르게 얼굴의 열을 내릴 수 있다.

3) 프라이머를 잘 활용하자.
모공을 잡아주는 프라이머는 얼굴 전체보다 국소부위에 바르는 것을 추천한다. 제품을 손등에 덜어낸 다음 모공이 발달한 부위에만 발라주자.

4) 각질관리는 틈틈히!
묵은 각질이 쌓이면 당연히 화장이 잘 먹지 않는다. 피부세포의 재생과 탈락이 반복되는 턴 오버 주기가 깨지지 않도록 피부의 유·수분 밸런스를 잘 맞춰주는 가장 이상적이다. 피부에 쌓인 각질은 전용 클렌저나 토너 관리로 제거할 수 있다.

색을 입히다, 공간을 채우다 #24

쏭블랑의 메이크업 꿀팁 인상과 느낌을 결정짓는 눈썹 그리기

Q 눈썹의 종류가 궁금해요.
A 눈썹은 그리는 방법에 따라 이름짓기 나름이에요. 최근 메이크업에 자주 쓰이는 눈썹 모양은 일자형, 아치형, 세미아치형 이렇게 세 가지 정도입니다.

Q 나의 얼굴형에 어울리는 눈썹 모양이 따로 있나요?
A 네. 있습니다. 눈썹은 유행보다 자신의 얼굴형에 어울리는 형태를 아는 것이 더 중요해요. 얼굴의 단점을 눈썹이 보완해 줄 수 있기 때문이에요. 단! 눈매와 전체적인 스타일에 따라서도 사람의 이미지가 달라지기 때문에, 딱 얼굴형에만 초점을 두고 변형을 주는 것보다는 자신이 추구하는 이미지도 중요합니다. 각각의 얼굴형에 어울리는 눈썹 모양은 아래와 같이 정리해 볼 수 있습니다.

- 둥근형(넓적한 얼굴)
둥근얼굴형이라고 해서 너무 일자 형태로 그리면 부드러운 인상이 사라질 수 있다. 일자와 라운드 중간 형태로 눈 너비와 얼굴의 전체 비율을 고려해 길이를 조절하자. 얇은 눈썹보다는 살짝 도톰한 일자형이 잘 어울린다. 눈썹 산이 도드라 보이지 않게 부드럽게 그리도록 한다.

- 각진얼굴
너무 반듯한 일자 형태나 너무 둥근 라운드형은 피한다. 각진 얼굴형은 인상이 강해 보일 수 있기 때문에 눈썹은 두껍지 않은 아치형을 추천한다. 눈썹산은 자연스럽게 라운드 형태로! 컬러는 그라데이션을 주는 것이 좋다. 전체적으로 같은 컬러로 하게 될 경우 짙은 색상은 피한다

- 관자놀이가 꺼진 굴곡진 얼굴형

전체적으로 나이 들어 보이기 쉬운 얼굴이다. 때문에 일자보다는 둥근 아치형을 추천한다. 눈썹의 길이가 너무 짧으면 인상이 강해 보이고 광대뼈가 도드라져 보일 수 있다. 만일 도드라진 광대뼈가 고민이라면 눈꼬리 끝지점에서 눈썹꼬리를 살짝 길게 빼주는 것이 좋다. 너무 두꺼운 눈썹은 삼가자. ◈

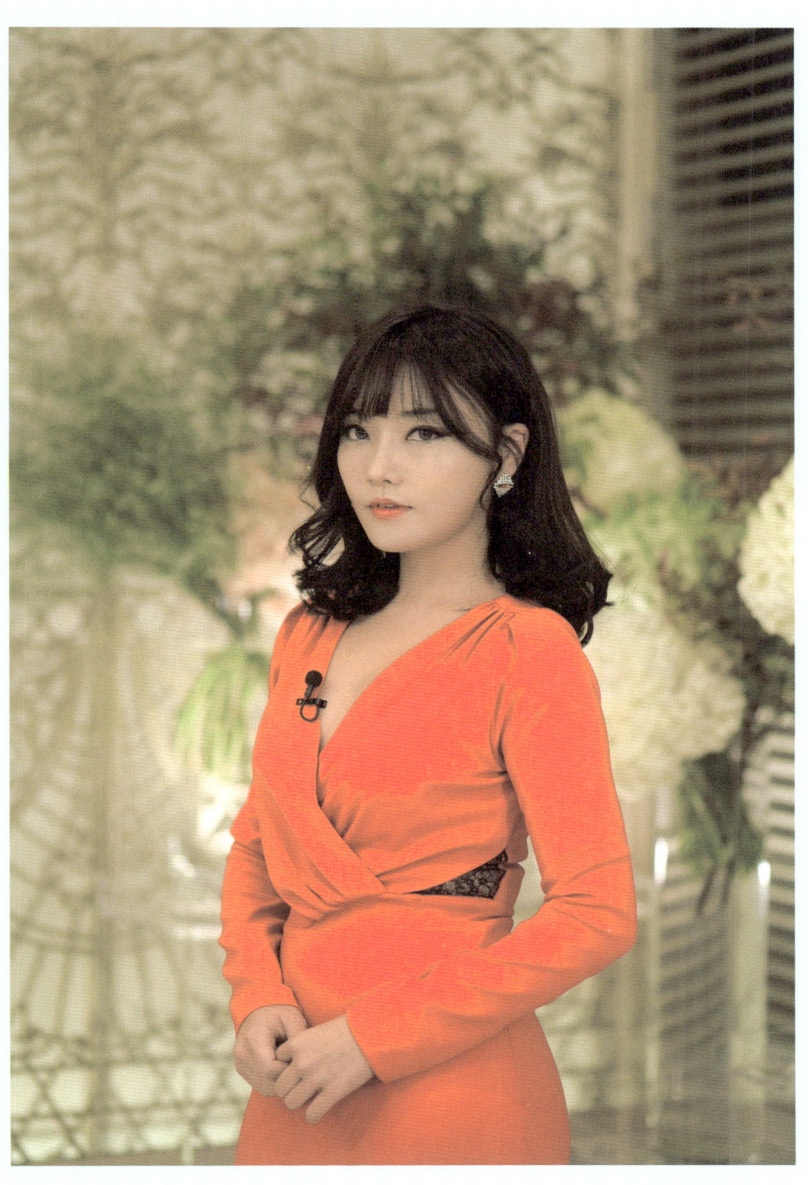

색을 입히다, 공간을 채우다 #25

쏭브랑의 메이크업 꿀팁 자주 묻는 질문 BEST

Q 파우더가 뭉치지 않게 올리는 방법은?

A 파우더는 가볍게 유분만 잡아주는 정도로만 사용하는 것이 좋다. 파우더를 너무 많이 바르게 되면 화장전체가 두꺼워 보일 수 있다. 특히 건조한 피부 타입은 피부가 갈라지거나 주름이 도드라져 보인다. 파우더는 파우더 퍼프보다는 브러시가 가장 자연스럽게 발라진다.

제형별로는 가루 타입을 선호하고 추천하는 편이다. 단! 가루 파우더 같은 경우 얼굴에 바로 사용하지 말 것! 손등에 먼저 2~3번 정도 털어 준 후에 얼굴에 사용하게 되면 뽀송뽀송한 피부 완성된다. 파우더의 너무 매트한 느낌이 싫을 경우 쿠션에 살짝 믹싱해서 살짝 커버될 정도로만 사용해도 좋다. 추가적으로 고체형 타입의 파우더는 1회용 스펀지로 톡톡 두드려 주기만 해도 유분기가 제거 된다.

Q 본인의 피부톤에 맞는 아이섀도우 팔레트를 고르는 방법은?

A 직접 여러가지 컬러를 발라보고 선택하는 것이 좋다. 각각의 피부톤에 어울리는 아이섀도우의 컬러 조합은 다음과 같다.

- 붉은피부 여드름피부 : 차가운 그레이, 아쿠아블루, 민트, 라벤더 등의 시원한 색상이 붉은기를 보완하는 데 도움이 된다.
- 까무잡잡한 피부 : 라벤더나 밝지 않는 골드계열, 파스텔 계통은 피부를 더욱 칙칙하게 만들기 때문에 피하는 것이 좋다.
- 창백한 피부 : 피치, 핑크, 브라운, 베이지 등 은은한 컬러, 따듯한 느낌을 주는 컬러들이 잘 어울린다

Q '마스크 메이크업' 잘하기 위한 비결이 있다면
A 마스크에 얼굴이 닿으면 화장이 지워지기 때문에 수정메이크업을 꼭 해야 한다. 일단 지속력이 좋은 아이템을 사용하자. 묽은 제형의 제품은 가급적 삼가고 유분기를 잡아주는 프라이머와 고정력을 높여주는 픽서를 적절히 활용하면 화장이 무너지는 것을 줄일 수 있다.

Q 메이크업 할 때 피부 트러블이 난 부위는 어떻게 커버하나?
A 컨실러를 사용한다. 컨실러가 없으면 소장하고 있는 파운데이션과 파우더를 2:8 비율로 섞어서 트러블이 올라온 부위를 커버해도 괜찮다. 컨실러를 너무 두껍게 바르면 오히려 트러블이 도드라져 보일 수 있으므로, 얇게 톡톡 붉은기만 가려주자.

Q 증명사진 메이크업은 어떻게 하는 게 좋을까?
A 증명사진은 얼굴윤곽에 신경을 써야 한다. 눈 화장과 입술 화장은 자연스럽게 하고 섀도우 컬러는 브라운, 베이지 계열의 음영컬러를 사용하는 것이 좋다. 하이라이터와 섀딩으로 얼굴의 입체감을 살리는 것도 한 가지 방법이다. 특히 헤어라인에 신경을 써 주는 것이 좋다.

Q 트렌디함을 유지하기 위한 비결
A '부지런함'과 '센스'

순수한 나로 돌아가기 #26

하루 끝

"오늘도 수고했어"

반짝이는 도심 속이 문득 거대한 회색빛 콘크리트 숲같이 느껴지는 순간이 있어요. 표현하는 일을 하고, 보여주고 보여지는 일에 온 신경을 기울이며 바쁜 일과를 보냅니다. 밖으로 보여지는 것에 집중하다 보면 정작 자신의 마음은 돌보지 못하는 날들이 많은 것 같아요.

저의 내면에는 두 개의 마음이 존재하고 있는 것 같습니다. 메이크업 아티스트로서 제 재능을 알아봐 주길 원하지만, 사람들 시선에 내가 어떻게 비춰질까 궁금하기도 합니다. 사람들이 좋지만, 조심스럽기도 해요. 좋은 모습만 보여주고 싶은 마음 때문에 나 자신에게도 솔직하지 못했던 것은 아닌지 생각해 봅니다.

쾌활하고 소탈한 성격이지만 가끔은 걱정에 잠을 못 이루고, 울적한 날도 있었어요. 그런 날은 신나는 음악을 듣거나, 맛있는 음식을 먹어요. 체력적으로 힘든 날은 조금 일찍 집으로 돌아와 나만의 휴식 시간을 가집니다. 누구에게도 방해받지 않고 싶을 때 가장 좋은 휴식처는 집인 것 같아요.

"오늘은 우리가 경험한 날들 중 '가장 소중한 날' 입니다"

작업실은 지극히 사적인 공간입니다. 오롯이 나만을 위한 시간을 즐길 수 있는 마음의 '안식처' 같은 곳이에요. 세상으로 부터 편안한 해방감을 안겨주는, 타인의 시선으로부터 자유로운 '나만의 공간'이에요. 저는 그 공간에서 힘을 얻고, 꿈을 꾸고,

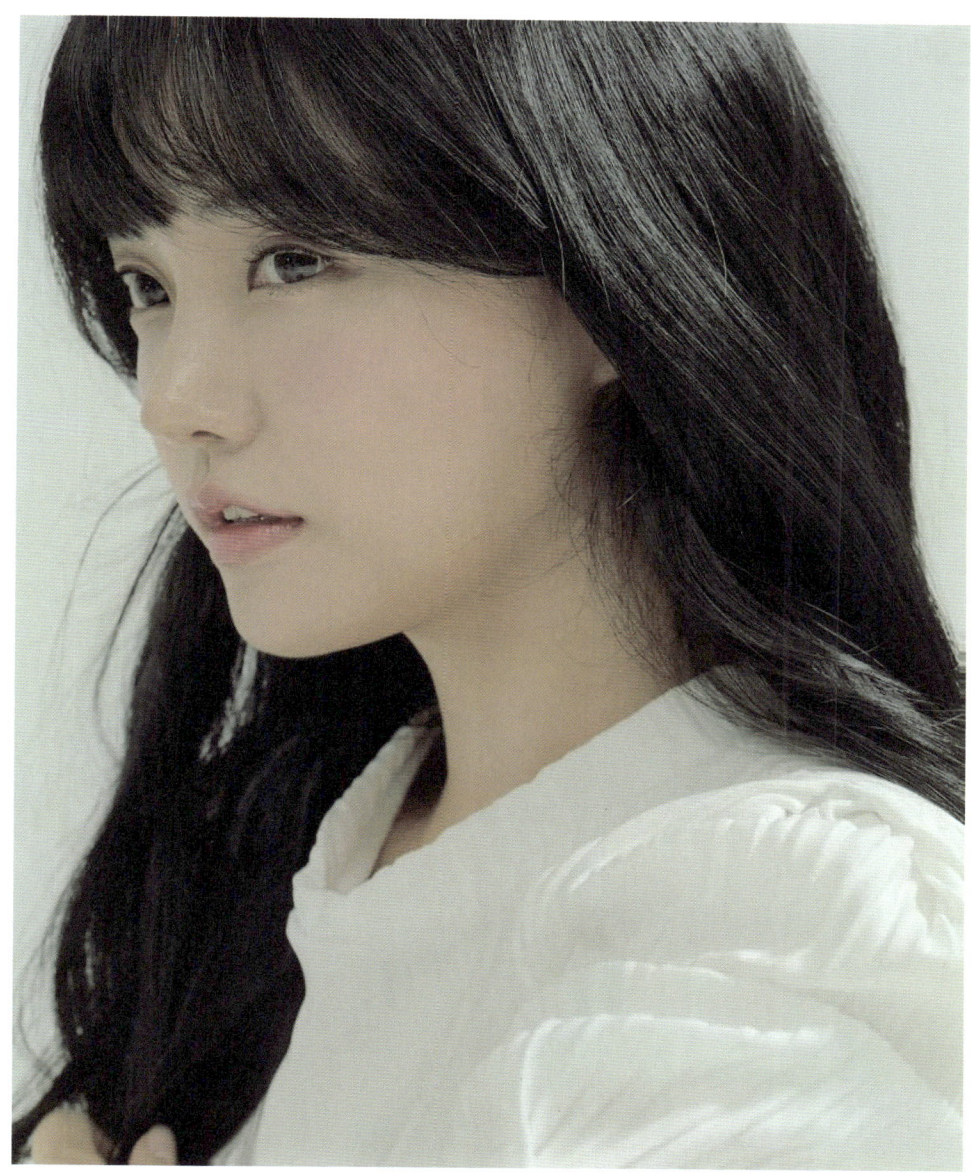

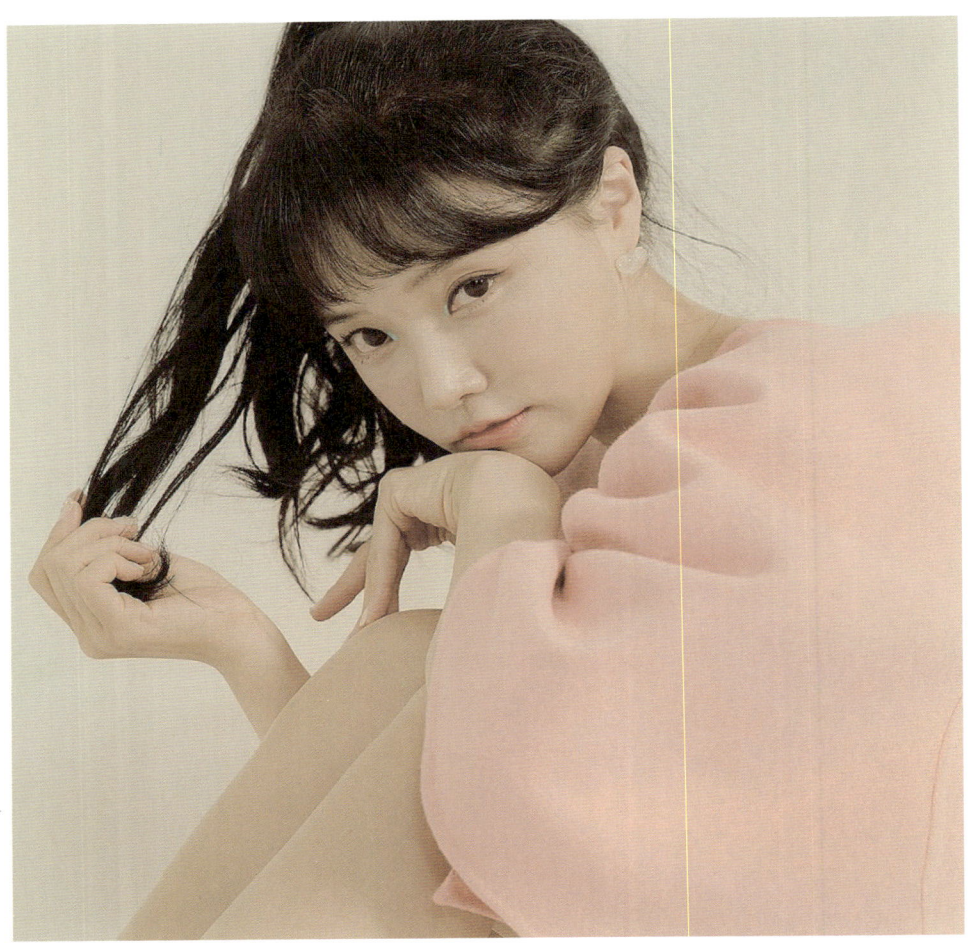

내일을 준비합니다.

혼자인 시간을 통해 얻는 휴식은 주로 '나 자신'을 위한 것들로 채워집니다. 마음의 긴장을 풀어주는 따뜻한 차 한 잔, 허기진 마음을 채워 주고 메마른 감성을 채워주는 책과 음악 등은 집이 주는 가장 큰 위로예요. 여자로서 포기할 수 없는 미적 욕구도 대부분 이곳에서 얻곤 합니다.

제가 가장 좋아하는 힐링케어는 저 자신의 피부를 위한 '홈케어'와 몸에 피로를 풀어주는 '반신욕'이에요. 혈액 순환을 도와주는 반신욕은 체내 노폐물 배출을 도와 피로를 풀어주고 혈색을 맑게 해 줍니다. 종일 서서 일하느라 퉁퉁 부은 다리의 붓기 제거에도 좋고, 경직된 어깨와 목의 근육을 이완시켜 주기 때문에 숙면에도 도움을 줍니다.

반신욕으로 몸과 마음을 가볍게 하고 난 다음에, 저만의 기초케어 노하우로 피부를 관리해요. 화장기 없이도 반짝반짝 광이 나는 피부를 보면 괜히 기분도 좋아집니다. 사소한 기쁨이지만 저에게는 힐링이고 휴식이 되는 것 같아요.

일로 지친 마음에 짐을 내려놓고, 하루의 한 번은 스스로에게 여유를 가져 봅니다. 매일이 소중한 하루를 살고 있지만, 오늘이 가장 소중한 날이잖아요.

스스로를 돌보는 하루 한 번의 노력이 우리 모두의 내일을 더욱 멋지고 아름답게 만들어 주지 않을까요?

순수한 나로 돌아가기   #27

비워내다

*"여자의 얼굴은 '비울수록' 선명해지고,
여자의 피부는 채우면서 아름다워집니다"*

　우리는 습관적으로 무언가를 끊임없이 갈망합니다. 끊임없이 무언가를 채워야 완성에 가까워진다고 생각합니다. 한 번쯤은 발상의 전환을 할 필요가 있는 것 같아요.

　모든 일은 복잡함을 단순화하는 과정을 통해 완성됩니다. 우선 머릿속을 어지럽히는 생각을 내려놓아야 새로운 것을 받아들일 수 있어요.

　예를 들어 집안의 분위기를 바꾸려면, 우선 안 쓰는 물건을 버려야 합니다. 여유 공간이 생겨야 새 가구와 소품을 들여놓을 공간이 생기니까요. 비우지 못하고 채우기만 하면 집안은 금방 창고 같은 풍경이 되고 말 거예요.

　비우고 채우는 '순환의 원칙'은 피부에도 통합니다. 화장이 잘 받는 얼굴의 베이스는 '좋은 피부'예요. 흔히 피부는 '타고 나는 것'이라고 말하지만, 후천적인 관리의 영향도 무시할 수 없습니다.

　이러한 피부 관리의 첫 단계가 바로 올바른 클렌징과 각질관리예요. 피부 각질과 각종 노폐물을 말끔히 비워 피부가 숨쉬기 좋은 환경을 조성해 줍니다.

　보통 피부 세포는 28일 주기로 생성과 탈락을 반복합니다. 흔히 '턴 오버 주기'라고 하는데요. 피부장벽이 약해지고 재생능력이 떨어지면 각질이 탈락하지 못하고

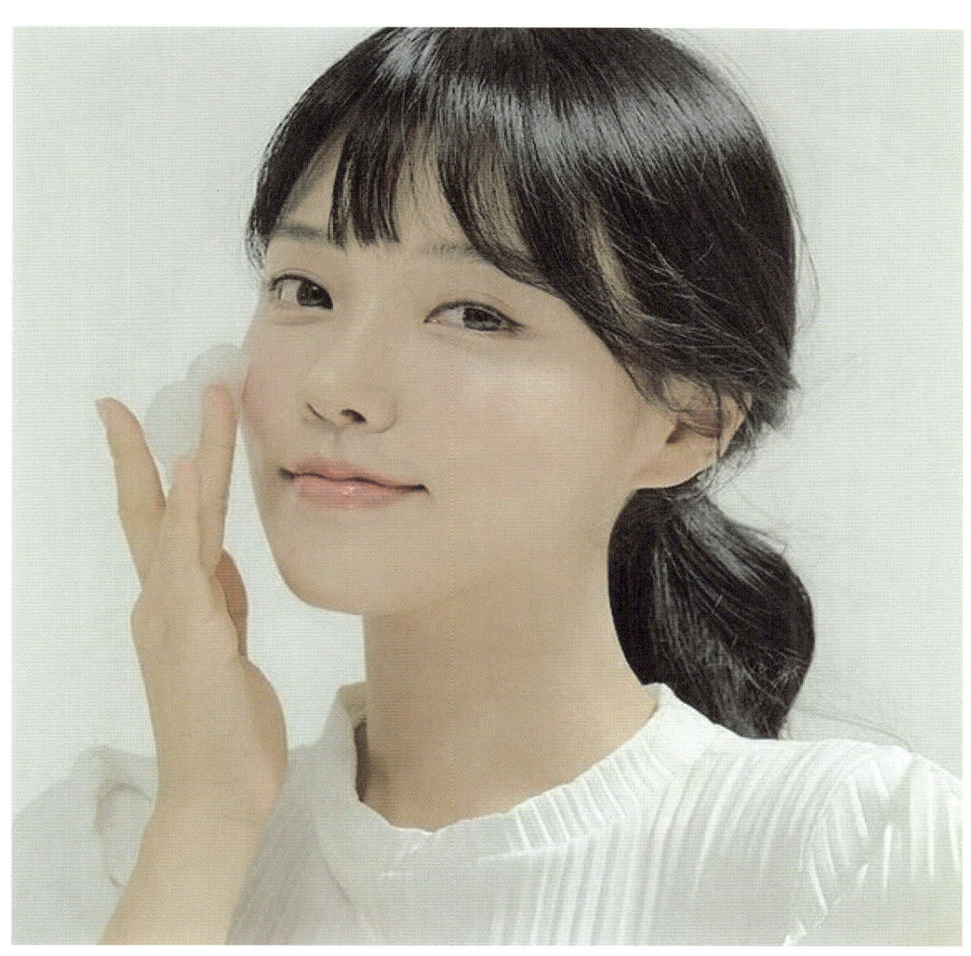

그대로 쌓입니다.

묵은 각질이 과도하게 쌓이면 모공을 막아 트러블이 생기거나, 피부를 건조하게 해 주름을 유발할 수 있어요. 이런 피부는 화장품을 발라도 겉에서 맴돌다 밀리곤 합니다. 때문에 제품 고유의 효능을 기대하기 어렵죠.

그래서 저는 좋은 피부를 갖기 위한 첫 번째 조건을 '비움'이라고 설명합니다.

*"사소한 관심이 쌓여 습관이 되고,
사소한 습관이 쌓여 평생의 미모를 만듭니다"*

일과 후 저의 첫 번째 일과가 바로 '클렌징'이에요. 편한 차림으로 옷을 갈아입고 우선 화장을 지웁니다. 좋은 피부 유지를 위해서는 귀가 후 '꼼꼼한 클렌징'이 필수예요.

1차 클렌징은 클렌징 밤과 클렌징 패드로 해요. 유분기가 많은 메이크업 제품은 전용 클렌징 제품으로 녹인 후 닦아 줘야 말끔히 씻어낼 수 있어요.

그다음 2차 세안으로 딥클렌징을 합니다. 클렌징 제품은 버블 타입의 약산성 클렌저를 사용해요. 미세한 거품이 세정력을 높여주는 반면 피부 자극을 최소화 해서 예민한 피부에도 잘 맞거든요.

세안 후 물기를 닦아낸 다음에는 닭토패드로 피부결을 정돈합니다. 약산성 토너가 잔여 노폐물과 각질제거는 물론 수분보충, 모공 수렴을 도와줘요. 건조함이 심한 날은 아로셀 닭토패드를 얼굴에 올려 놓고 3분 정도 올려놓습니다. 빠른 피부 진정과 보습 효과를 얻을 수 있어 자주 애용하는 '피부 응급처방' 중 하나예요.

이렇게 클렌징부터 토너관리까지가 저의 '비움'입니다. 화장기 하나 없는 얼굴은

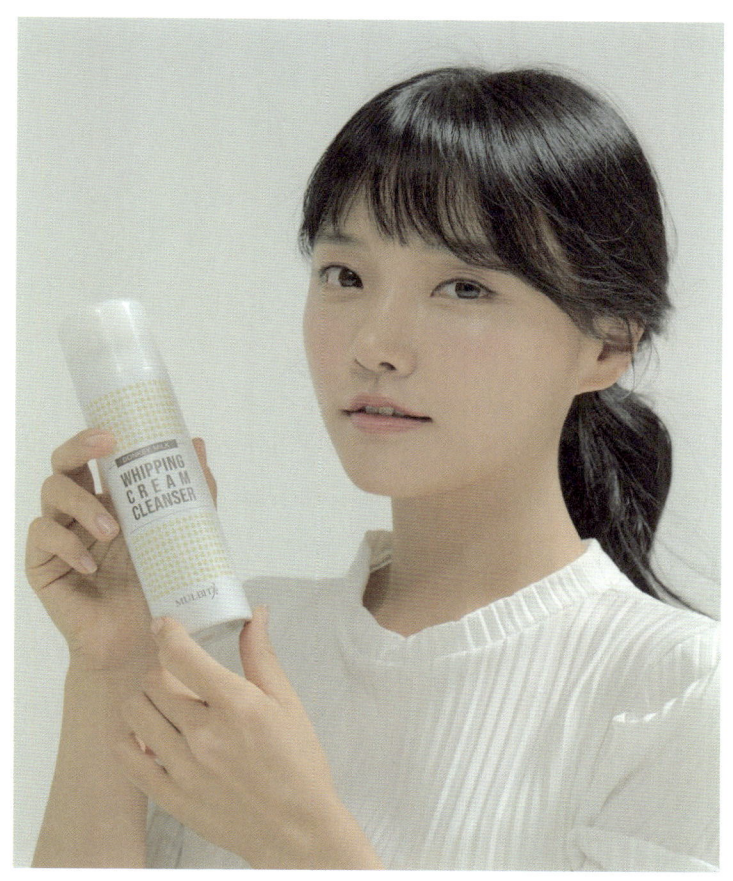

가볍고 촉촉해요. 저는 그 위에 앰플이나 세럼을 바르고, 수분크림으로 보습 관리를 합니다. 피부에 부족한 수분과 영양을 채워 피부의 재생과 회복을 돕는 거예요.

피부는 정성을 쏟는 만큼 예뻐지는 것 같아요. 무조건 비싼 화장품이 좋은 것도 아니고, 피부과나 에스테틱에서 한 두 번 관리를 받는다고 그 효과가 오래 유지되는 것도 아니잖아요. 작은 노력과 정성으로 매일 꾸준히 관심을 갖고 돌보려는 마음이면 충분합니다.

매일 제자리걸음을 하고 있는 것 같지만, 작은 노력으로 조금씩 꿈에 가까워지는 우리 인생처럼요. ♦

순수한 나로 돌아가기 #28

토닥토닥

"여자의 아름다운 생각이, 곧 그 여자의 아름다운 얼굴이 됩니다."

화장기 없는 얼굴을 보면 왠지 순수한 나로 돌아온 기분이 듭니다. 어떤 인위적인 요소도 더하지 않은 본연의 모습은 수수하고 편안해요. 그리고 솔직합니다.

때로는 이런 솔직함이 얼굴이 지닌 단점을 더 커 보이게 하고, 미처 몰랐던 노화를 발견하게 합니다. 순간 속상한 기분이 들 때도 있지만 '있는 그대로의 제 모습'을 감사하며 바라보게 됩니다. 지금 이 순간이 제 인생에 가장 젊은 날이라는 사실을 잘 알고 있기 때문이에요.

나를 사랑하려면 나 자신의 단점부터 인정하고 받아들이려는 자세가 중요하다고 생각해요. 저는 저의 부족한 부분을 통해 제 자신을 포용할 수 있는 '자기애'를 배우고 싶습니다. 조금 못나 보이는 부분도 저만큼은 예쁘게 봐 주고 더 아껴주고 싶어요. 그러면 왠지 제 얼굴이 조금은 더 소중해 보이는 것 같기도 합니다.

저의 민낯을 가장 여유롭게 마주 볼 수 있는 시간대는 주로 저녁이에요. 세안 후 홈케어를 하는 30분은 오롯이 저 자신을 위해 활용해요. 홈케어 하는 시간은 하룻동안 열심히 살아온 나를 칭찬하고, 바빠서 미뤄둔 생각을 정리하고, 종일 쌓인 피로를 푸는 '힐링과 재충전'의 시간인 셈이죠.

피부에 닿는 미온수의 따스함과 그윽한 아로마 향기를 즐기다 보면 저절로 마음이 차분해집니다. 그 잔잔함을 만끽하며 '앰플'을 고르고 '세럼'을 선택하다 보면 기

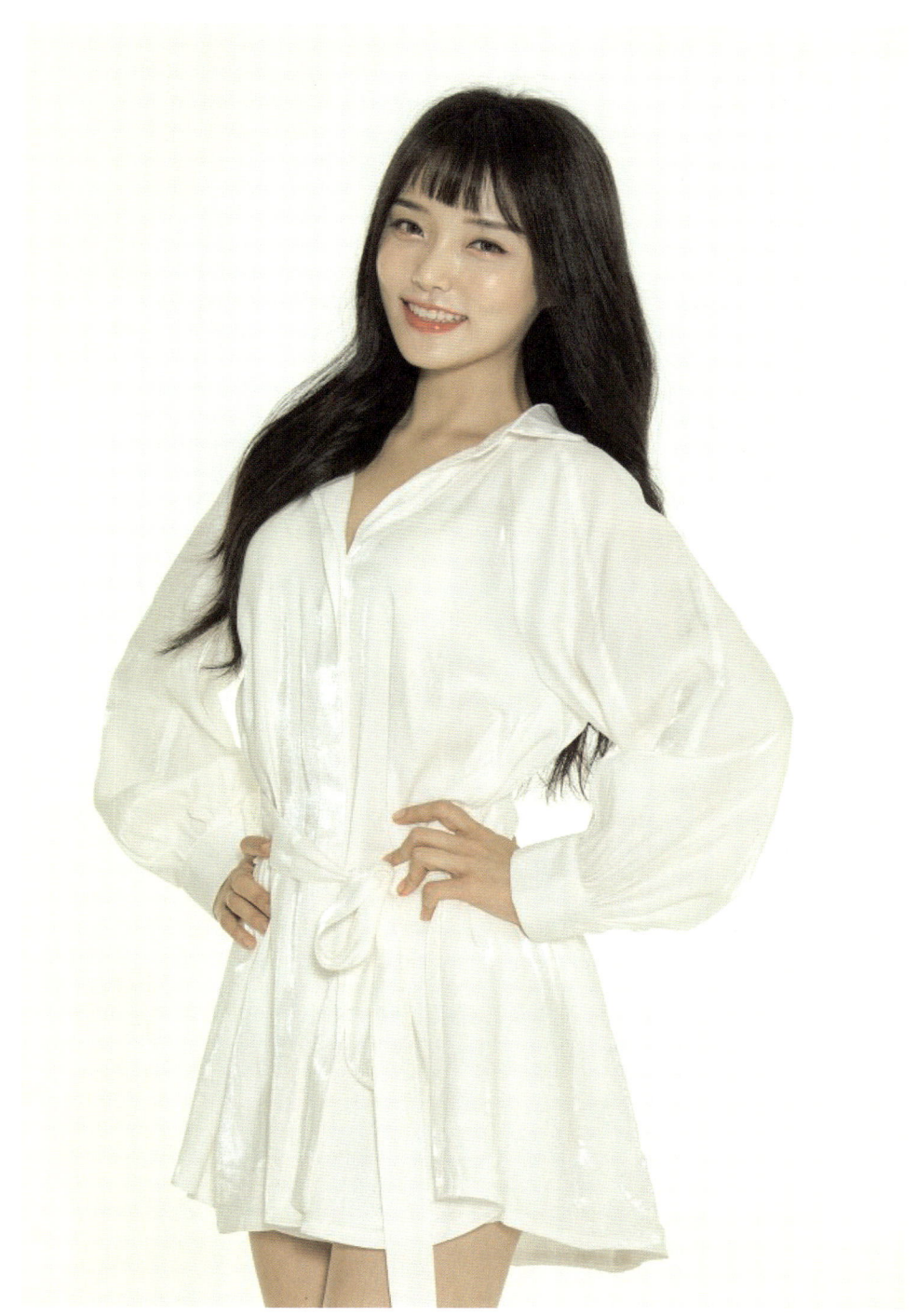

분이 좋아져요. 고작해야 하루 30분도 안되는 짧은 관리지만, 마음까지 맑아지는 기분이 듭니다.

"세월은 여자를 늙게 만들지만,
여자는 세월을 통해 '아름다움'을 소망합니다"

20대 시절 주된 관심사가 메이크업 기초나 색조제품이었다면, 30대 여자 문송희의 주요 관심사는 '기초스킨케어'를 향하고 있습니다. 30대에 접어들면서 저도 미백이나 탄력, 안티에이징에 신경을 쓰게 되더라구요. 특히 하나씩 늘어가는 잡티나 잔주름을 보면 훌쩍 나이가 들어 버린 것 같아 조금 울적해지기도 합니다.

저는 기초화장품은 피부의 건강과 젊음을 지키는 영양제라고 생각하는 편이에요. 피부는 하나의 제품으로 확 좋아질 수 없어요. 수분, 미백, 모공, 탄력, 주름까지 다양한 문제점을 개선해야 하는 만큼 각각의 문제점을 골고루 케어할 수 있는 루틴을 만들어 번갈아 가며 활용합니다.

365일 빼놓지 않고 바르는 수분크림은 유분기가 적고 사용감이 산뜻한 제품을 사용합니다. 요즘은 동키 수분크림을 사용합니다. 보습력과 흡수력이 뛰어나서 메이크업 전 사용해도 밀리지 않고 속건조를 잡아줘요.

크림 전 단계에서 사용하는 앰플이나 세럼은 수시로 바꿔가며 사용합니다. 평소에는 재생과 탄력에 도움을 주는 줄기세포 앰플, 에너지 앰플을 바르고 수분크림을 발라요. 반면 피부 트러블이 심하거나 피부가 예민한 생리주기에는 수분 공급과 진정 관리 제품 위주로 홈케어를 합니다.

각각의 기초관리 단계별로 사용하는 화장품은 직접 써보고 결정합니다. 오랫동안 화장품을 공부해 온 만큼 브랜드의 유명세나 고가의 제품을 막연히 선호하지는 않아요. 좋은 원료, 안전한 성분, 확실한 효과와 기능이 우선입니다. 여기에 가격까지

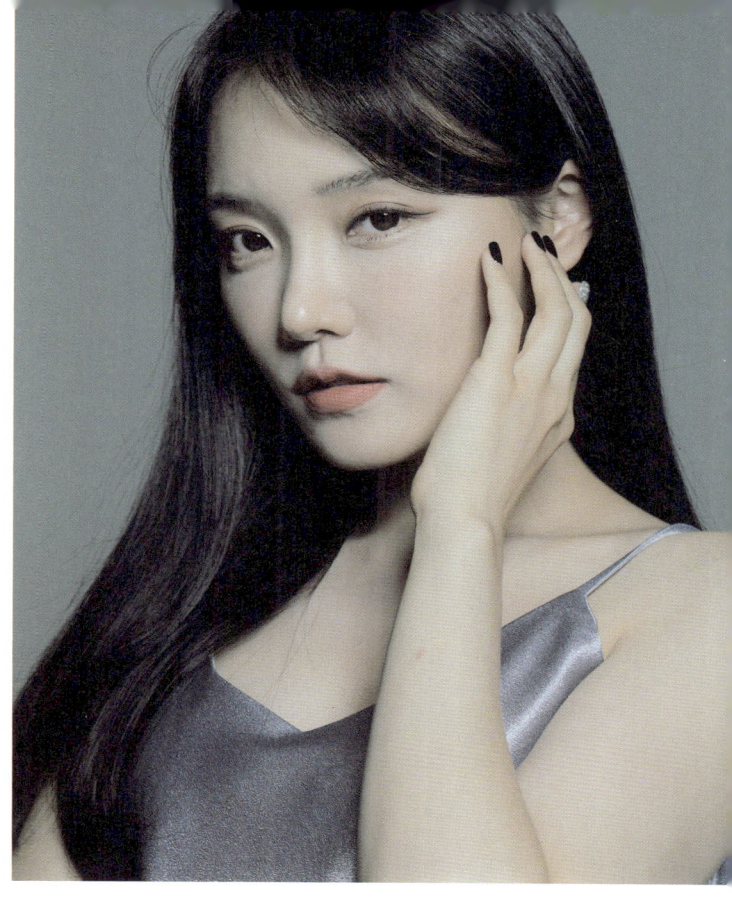

합리적인 제품이라면 두 번 고민할 이유가 없죠.

　여자라면 누구나 맑고 깨끗한 피부, 주름 없이 탄력 있는 동안 얼굴을 꿈꿉니다. 저도 그 중 한 사람이에요. 일찍 뷰티 분야를 접했고, 정말 열정적으로 피부와 화장품을 공부해온 뷰티 전공자입니다.

　때문일까요? 저는 피부미인이 되는 왕도는 없다고 생각해요. 피부를 지키는 유일한 방법은 그때그때 피부 상태에 적합한 '맞춤케어'와 꾸준하게 관리하는 '성실함' 뿐인 것 같아요.

　성난 아이를 달래는 마음으로, 토닥토닥 세심한 손길로 나를 사랑해 주세요. 피부가 고와질수록, 안색이 맑아질수록, 자신을 향한 자신감도 한 뼘 성장해 있을 겁니다. ◆

순수한 나로 돌아가기 #29

쏭블랑의 보물창고

*"삶은 뺄셈(-)이 아니라 덧셈(+) 입니다.
기회가 주어져도, 내가 선택하지 못하면 결과도 없습니다"*

스무살 이후 누군가를 꾸미는 일을 해 온 탓일까요? 밥 한 끼를 먹어도 바쁜 주방 생각이 나고, 공연 한 편을 봐도 무대 뒤에 가려진 사람들의 노고에 감사하게 됩니다. 사람의 손이 닿는 모든 것이 귀하고 소중하게 느껴집니다.

메이크업 아티스트는 자신의 얼굴 보다 남의 얼굴을 더 자주 보고 만지는 직업입니다. 화장품을 비롯한 이·미용 재료를 곁에 두고 살면서 습관처럼 타인의 얼굴을 먼저 디자인하게 됩니다.

예쁘게 꾸미고 가꾸는 일에 촉각을 세우며 누구보다 빠르게 트렌드를 읽어야 합니다. 또한 늘 변화를 받아들이는 유연성을 잃지 않아야 하는 직업이기도 합니다. 제가 가장 중요하게 여기는 원칙은 '시간과 청결'입니다.

프리랜서에게 신뢰는 중요합니다. 그 중 고객과의 약속은 신뢰의 기본 중 기본입니다. 출장 메이크업 일정이 잡히면 저는 전날 저녁부터 메이크업 박스를 재정비하고 완벽하게 준비가 끝나야 잠을 청합니다.

메이크업에 사용할 화장품은 종류별로 잘 담겨 있는지, 부족한 제품은 없는지 점검하고, 브러쉬와 퍼프, 뷰러나 면봉 등의 개인위생 용품이 말끔한 상태인지 체크합니다. 깨끗하고 깔끔한 것을 좋아하는 성격 탓도 있지만 피부를 다루는 일인 만큼

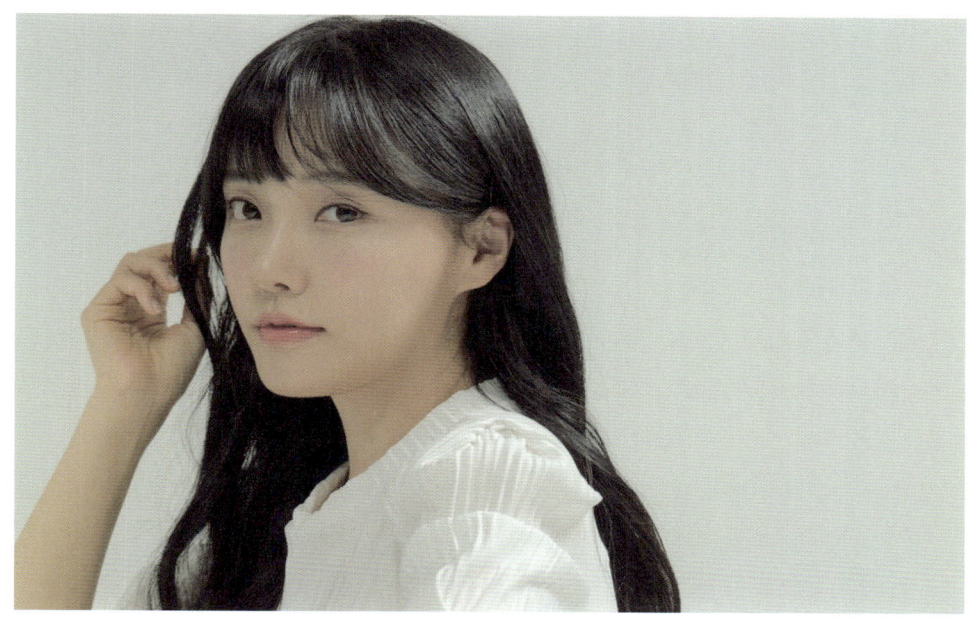

'청결함'은 필수이라고 생각해요. 가급적 면봉, 티슈, 스펀지는 1회용을 사용하고 여러 번 사용하는 소도구는 소독을 해서 보관합니다.

스케줄 당일에는 예정된 시간보다 최소 20분 일찍 도착해서 메이크업 준비를 합니다. 준비해 온 제품을 찾기 쉽게 배치해 두고, 사전에 협의된 내용을 한 번 더 머릿속으로 디자인해 봅니다. 저의 메이크업으로 만들어 주는 아름다움을 생각하며 그 날의 주인공을 기다립니다.

> "메이크업에서 고객에 기분을 업(UP) 시키는 작은 감동은,
> 의외로 더 작은 것에서 비롯합니다"

메이크업 아티스트로서의 저는 항상 '초지일관'의 태도를 잃지 않고 싶습니다. 좋은 첫인상이 끝인상이 되는 아티스트로 기억되고 싶어요.

그런 저에게 저의 일기장은 저에겐 작은 보물창고 같은 공간입니다. 수년 동안 제

가 걸어온 발자취를 기록해 둔 제 고민의 흔적이고, 제 꿈의 과거입니다. 그리고 제가 나아가고픈 미래이기도 합니다. 그 안에서 저는 열정적으로 일하던 저의 초심을 되찾기도 하고, 저를 스쳐간 수많은 사람들의 행복한 얼굴을 추억하기도 합니다.

경험도 부족했던 저에게 처음으로 메이크업 강연을 허락해 주셨던 문화센터에서의 경험은 떨리는 순간이었습니다. 메이크업쇼로 전국 투어를 진행하면서 느꼈던 설레임, 무대를 통해 인연을 맺게 된 지인들과의 소중한 추억, 심각한 얼굴로 메이크업에 집중하고 있는 제 모습까지…

일기장을 보면 까마득했던 과거도 바로 엊그제 일처럼 생생하게 떠오릅니다. 그리고 현재에 감사하며 내일은 더 열심히 살자고 다짐을 하게 됩니다.

사람은 나이가 들면 추억을 먹고 산다고 합니다. 훗날 저의 추억 안에는 무대와 메이크업, 수많은 사람들의 얼굴이 담겨 있을 겁니다. 저를 통해 자신의 더 아름다워진 얼굴을 발견하고, 자신을 더 사랑할 수 있게 된다면 무척 뿌듯하고 행복할 것 같아요.

메이크업은 얼굴에 변화와 변신을 이끌어내는 '말보다 더 확실한 소통'이라고 생각합니다. 화장으로 얻어지는 변화는 다양합니다. 대부분 작고 갸름한 얼굴, 잡티 없이 투명한 피부, 날렵한 콧대와 오밀조밀한 이목구비를 먼저 떠올리실 텐데요. 제가 생각하는 메이크업의 변화와 변신은 외면뿐만 아니라 내면에서도 함께 비롯한다고 생각합니다.

그것이 지금 제가 꿈꾸는 '메이크업 아티스트의 길'이 아닐까 싶네요. ◆

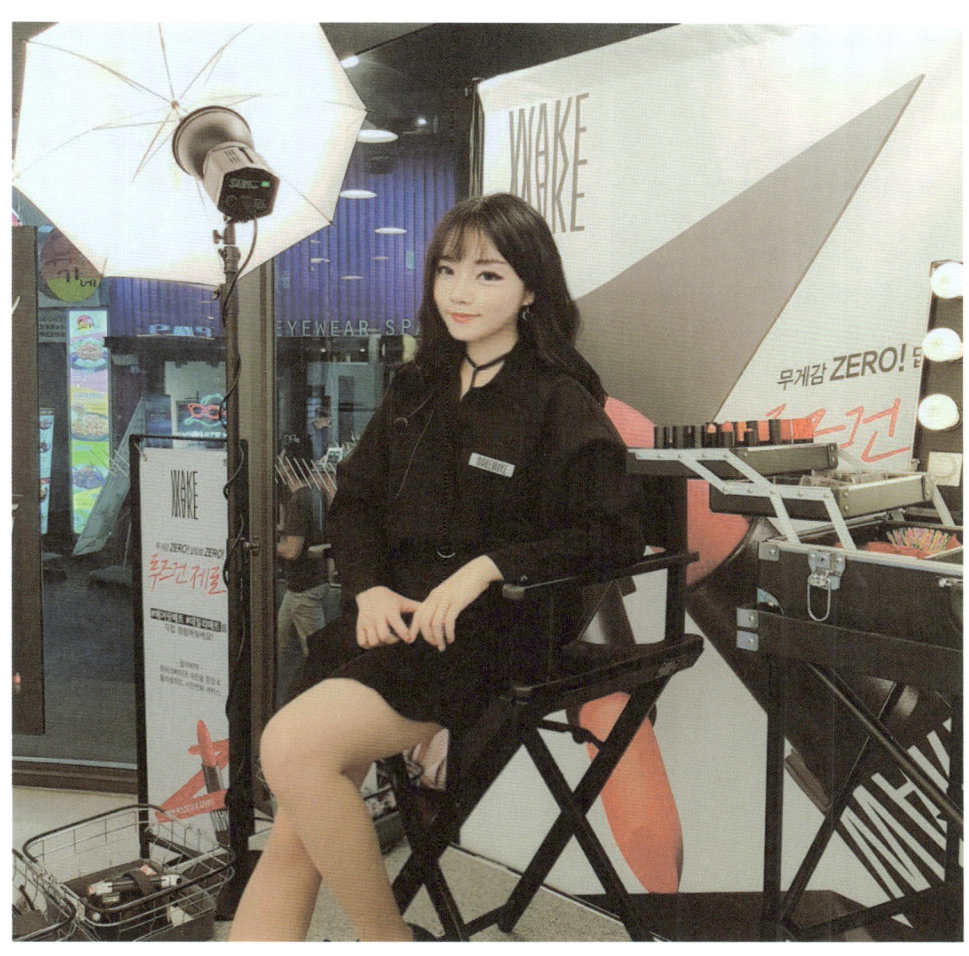

순수한 나로 돌아가기 #30

INSIDE OUT

"힐링 메이크업을 통하여, 아름답고 작은 감동을 주고 싶어요"

아름다움으로 마음이 치유될 수 있을까요?
 메이크업 아티스트로 일하면서 가장 보람을 느낄 때는 누군가에게 기쁨을 안겨주는 순간이에요. 타인의 기쁨을 통해 얻어지는 저에 만족은 어떤 칭찬보다 달콤하고 든든합니다.

화려하게 반짝이는 일상은, 삶의 일부에 불과합니다. 그 이면에는 외로운 마음도 존재합니다. 이렇게 간간이 외로움이 찾아오면 사람의 온기가 그리워지기도 합니다. 그런 날은 일기장에 저의 근황을 한 줄 남겨 봅니다.

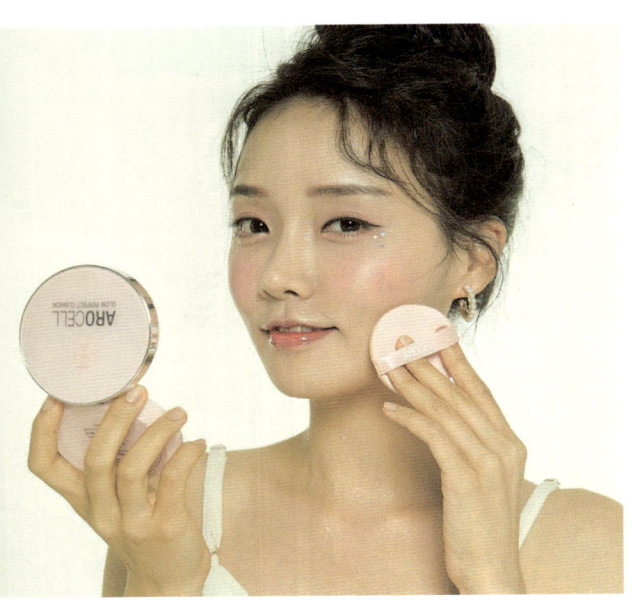

언제부턴가 전화보다는 문자가 편해졌어요. 이모티콘이 마음을 대신하고 사진 한 장에 일상을 담아요. '보고싶다', '고맙다', '잘 지내냐'라는 말을 직접 전하기가 간지러워서 모른 체 넘겨 버리기도 합니다.

표현하는 일을 하지만 표현이 서툰 30대를 살고 있습니다. 마음에 담긴 예쁘고 사랑스러운 감정들을 말로 꺼내려면 문득 적당한 말이 떠오르지 않아요. 왠지 그래서 타이밍을 놓치고 맙니다.

> "감동을 주는 뷰티를 함께 느끼고
> 치유와 힐링의 메이크업을 꿈꿉니다"

공감과 이해, 배려와 양보를 입버릇처럼 달고 살지만 실천하기는 참 어려운 것 같아요. 더 많이 표현하고 더 많이 나눌 수 있는 방법을 고민하게 됩니다. 저는 말보다는 손으로 표현하는 일이 더 익숙한 탓에, 저만의 방식으로 소통을 시도하고 있습니다. 바로 '메이크업으로 주는 작은 감동'이 그것입니다.

아름다움은 보여지는 것이 아니라 느끼는 것이라고 합니다. 느끼는 그 자체가 아름다움인 것 같습니다. 아무리 뛰어난 사람도 혼자서는 그 따뜻함을 나눌 수가 없습니다. 좋은 음식도 함께 나눌 때 더 맛있는 것처럼, 우리는 사람을 통해 더 나를 알아가고 서로에 존재의 기쁨을 느낍니다.

때문에 저는 제가 가장 잘 하는 메이크업과 뷰티로 소통을 하려고 합니다. 그저 일로서의 '메이크업'이 아니라, 예뻐지고 싶고, 예뻐지는 방법에 관심을 가진 모든 사람에게 힘이 되는 '리얼 메이크업'으로 함께 하고 싶습니다. 가장 현실적인 뷰티꿀팁부터, 내면까지 다독여 주고, 드라마틱한 변신까지 아우르는 '인간적인 뷰티'를 꿈꿉니다.

가족을 위해 헌신하다 노년을 맞이한 어머님들, 항상 예쁘고 새침한 여자로 나이 들고 싶은 젊은맘들, 외모콤플렉스로 내면의 상처를 가진 사람들. 저는 세상의 모든 여자들이 지니고 있는 아름다움을 이끌어내고 좀 더 극대화해서 작은 감동을 전하고 싶습니다.

저는 진심은 통한다는 말을 믿어요. 제 브러쉬는 피부를 터치하지만, 그 감촉이 작은 울림으로 마음까지 전해질 수 있길 바랍니다. ♦

순수한 나로 돌아가기   #31

새로움의 발견

*"여자는 보이는 것으로 존재를 말합니다.
아름다움은 인식되는 것입니다"*

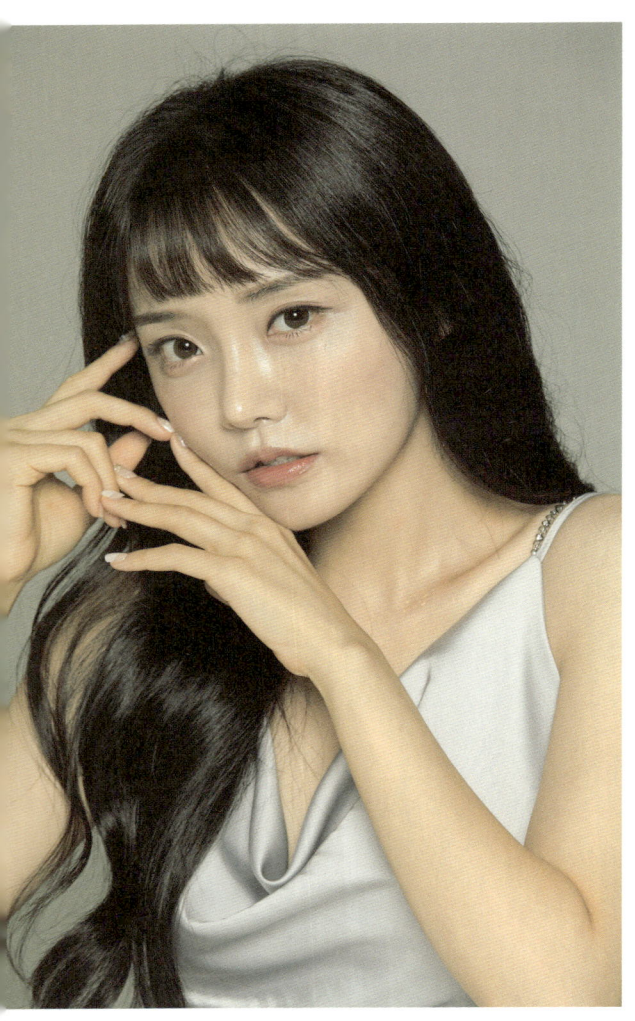

　메이크업 아티스트로 활동한 지 벌써 십 수년이 되었습니다. 지금도 브러쉬로 피부를 터치하면 마음이 조심스럽고, 설렘과 떨림 속에서 작업을 합니다.

　일하지 않는 순간에도, 저도 모르게 화장품에 눈이 가고, 습관처럼 남의 얼굴을 관찰해요. 날마다 새로운 컬러와 표현을 공부하고 오감을 만족시킬 색다른 감성을 고민하며 '배움은 끝이 없다'는 생각을 자주 합니다.

　모든 일이 그렇지만, 변화를 읽는 감각은 관심과 노력의 결과입니다. 시대에 뒤떨어진 개성은 그저 촌스러울 뿐입니다. 시시각각 변하는 뷰티 트렌드를 공부하고, 그것들을 소재로 나만의 무언가를 만들어내는 과정을 끊임없이 반복합니다. 그 반복만이 더 나은 나로 성장하는 좋은 방법이라고 생각해요.

 바야흐로 1인 미디어의 시대잖아요. 전문가 못 않은 재능과 실력을 겸비한 뷰티크리에이터도 많고, 기발한 아이디어와 센스가 돋보이는 고급 뷰티 정보가 넘쳐나고 있습니다. 요즘은 이런 개인 미디어의 영향력이 커지면서 오히려 뷰티 트렌드를 주도한다 봐도 무방할 정도예요.

"노력하는 아름다움에 불가능은 없습니다.
무관심이 여자의 미모를 망칩니다"

 요즘은 무얼하든 '적당히'가 통하지 않는 세상입니다. '메이크업 전문가'라는 것이 부끄럽지 않기 위해 더 분발해야겠다 다짐하기도 합니다.

 가장 최신의 뷰티 트렌드를 접목해, 가장 클래식한 아름다움을 구현하는 것이 저의 전문 영역이죠. 얼굴의 선과 굴곡을 파악하고 표현하는 기술은 제 역할입니다. 이 모든 것들에 대한 연구는 '나 자신과의 싸움'입니다. 이때 화장품과 화장도구는 저의 무기가 됩니다.

 진정한 고수는 장비 탓을 하지 않는다고 하죠. 하지만 사람의 피부를 다루는 제 입장에서는 화장품 하나도 함부로 대할 수가 없어요. 자극에 민감한 피부를 보호하는 것부터 더 확실하고 예쁜 표현까지가 화장품의 영역이니까요.

 쓰던 제품보다 좋으면 바꾸고 싶은 마음은 누구나 똑같지 않을까 싶어요. 때문인지 새로 출시된 화장품은 일단 눈여겨보는 편입니다.

 각 브랜드마다 신제품을 출시하는 시기는 조금씩 달라요. 하지만 계절이 바뀔 때 신상 아이템이 우수수 쏟아집니다. 예를 들어 기초제품은 계절마다 시즌에 맞는 스킨케어 제품이 출시 됩니다. 향수나 메이크업 제품은 각종 기념일이나 행사 시즌에

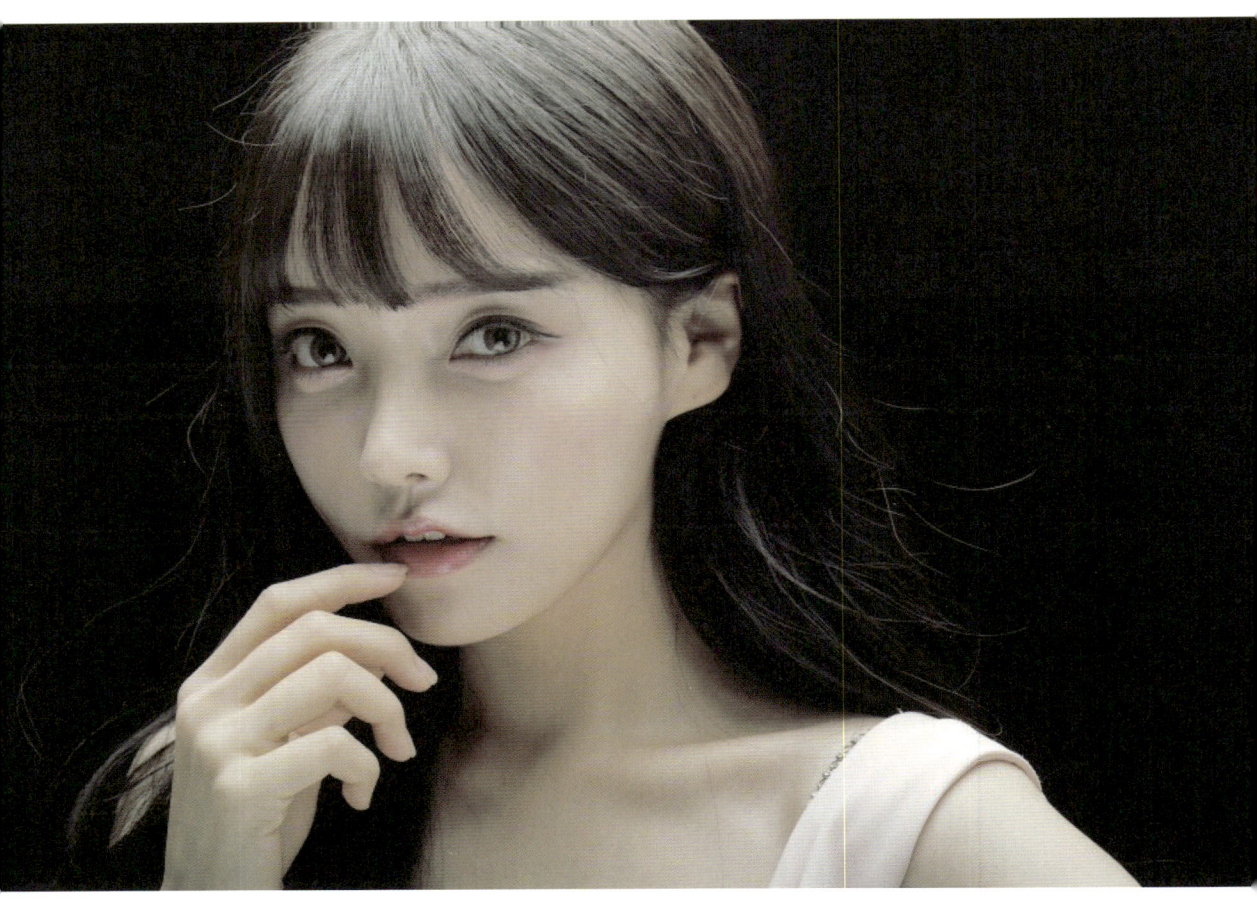

패키지 혹은 컬렉션 제품으로 선보이는 경우도 많아요.

때문에 시즌마다 한 번씩은 로컬숍을 찾아 다니며 시장조사를 합니다. 메이크업 제품은 매장에서 컬러나 발색을 직접 테스트해 보는 경우가 많아요. 기초 제품은 샘플을 받아서 써보는 편이에요. 직접 사용해 보지 못할 경우에는 우선 사용자들의 리뷰와 후기를 꼼꼼히 체크해 보는 편입니다.

이렇게 발품을 팔고 제품리뷰를 기록해 두면 마음이 든든합니다. 우선 시즌 메이크업 제품을 보며 새로운 아이디어를 얻을 수 있어요. 최신 뷰티 트렌드를 이해하는 데 도움이 됩니다. 그리고 아티스트로서 새롭게 도전해 보고 싶은 '나만의 메이크업'을 디자인하게 됩니다.

흐르는 물은 스스로 맑아집니다. 반면 고인 물은 흐리고 탁해지기 십상이죠. 저는 우리의 꿈도 아름다움도 멈추지 않기를 소망합니다. 속도는 중요치 않아요. 속도보다는 방향이 더 중요합니다. 흐르는 물처럼 아름다움을 향하여 나아가길 바랍니다. ◆

순수한 나로 돌아가기 #32

힐링의 조건

*"마음에 여백이 생기면 마음이 편해지고,
마음에 휴식이 생기면 마음이 치유됩니다."*

저는 책과 음악을 사랑합니다. 햇볕이 잘 드는 카페에 앉아서 향긋한 차 한 잔을 마시며 책 읽기를 좋아해요. 공원을 산책하며 듣는 잔잔한 음악에서 마음의 여유를 찾고, 주말 아침 동네 골목을 울리는 새들의 지저귐에 작은 행복을 느낍니다.

우리는 자연의 일부지만 늘 자연이 주는 여유로움을 그리워합니다. 자연이 주는 치유와 재생의 에너지는 무엇과도 비교할 수 없는 편안함이 있습니다. 그래서 우리는 지치고 힘들 때, 자연의 품으로 들어가 재충전의 시간을 갖기도 합니다.

평범한 일상 속에도 자연은 우리에게 '휴식'과 '안정'을 줍니다. 창밖의 새소리, 시냇가의 물소리, 나뭇가지를 스치는 바람 소리와 깊은 밤 조용히 울리는 빗소리를 들어 보세요. 이런 자연의 소리는 가만히 듣고 있는 것만으로도 심신을 안정시켜 줍니다.

마음이 불안하거나 유난히 지치는 날은 누워도 쉽게 잠들지 못하죠. 저는 잠이 오지 않을 때, 자연의 소리나 피아노 연주 같은 백색소음을 틀어 놓고 잠을 청합니다. 잔잔한 음향에 집중하다 보면 긴장이 풀려요. 그리고 저도 모르는 사이 깊은 잠에 빠집니다.

좋은 피부를 만드는 관리는 생활습관과 스킨케어가 전부는 아니에요. 외적 관리만

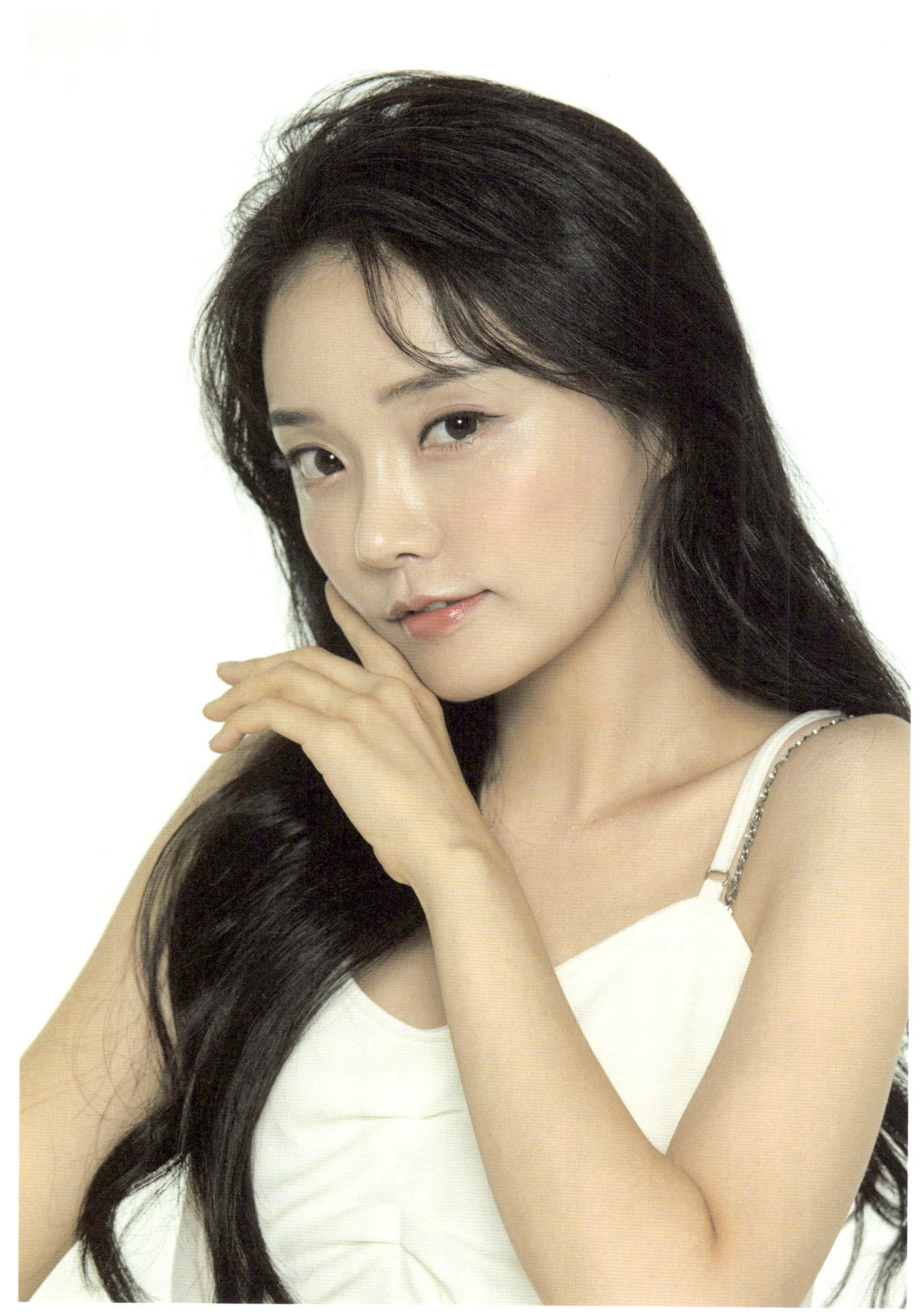

큼 내면을 돌보는 관리. 마음의 건강도 중요합니다. 마음의 건강은 곧 몸의 건강으로 이어지고, 이는 곧 피부의 건강과 직결됩니다. 그래서 저는 밝고 긍정적인 마음을 최대한 잃지 않으려고 노력해요.

좋은 글귀를 보면 메모해 두고, 길가에 핀 예쁜 꽃에 감동하고, 웃으면서 즐겁게 지내려고 노력해요. 정확하고 깔끔한 것을 좋아하지만 마음만큼은 넉넉하게 쓰고, 모든 감사에 인색하지 않으려고 합니다. 이 모든 것들이 저를 힘들어도 덜 지치게 하고, 피곤해도 마음의 여유를 찾으려고 노력하게 만드는것 같아요.

> "저는 아름답게 살기 위해서,
> 매일 노래를 들으며 제 삶을 충전하기도 합니다."

힘들고 지칠 때 즐겨 듣는 음악은 '트로트'입니다. 트로트에는 인생의 희로애락이 담겨 있어요. 귀에 익은 반주가 친숙함을 주고, 그래서 기억하기 쉬운 노래. 그래서 '트로트'를 대중가요라고 하나 봅니다.

한 곡의 트로트에는 마음을 녹이는 애절함이, 쓸쓸한 외로움이, 따뜻한 위로가 머물고 있습니다. 흥겨운 리듬에 박자를 맞추면 기운이 나기도 하고, 노랫말을 하나씩 음미하다 보면 가끔 눈물이 나기도 합니다. 기교 없이 투박하지만 그래서 정이 가는 노래가 트로트가 아닌가 싶어요.

요즘 즐겨 듣는 노래는 정동원 군의 '여백'입니다. 가사가 마음에 와닿아서 일할 때도, 퇴근길에도, 집에서 혼자 하루를 마감할 때도 듣는 노래예요.

청춘은 붉은색도 아니고 사랑은 핑크빛도 아니더라
마음에 따라서 변하는 욕심 속 물감의 장난이지
그게 인생인 거야
전화기 충전은 잘하면서 내 삶은 충전하지 못하고 사네

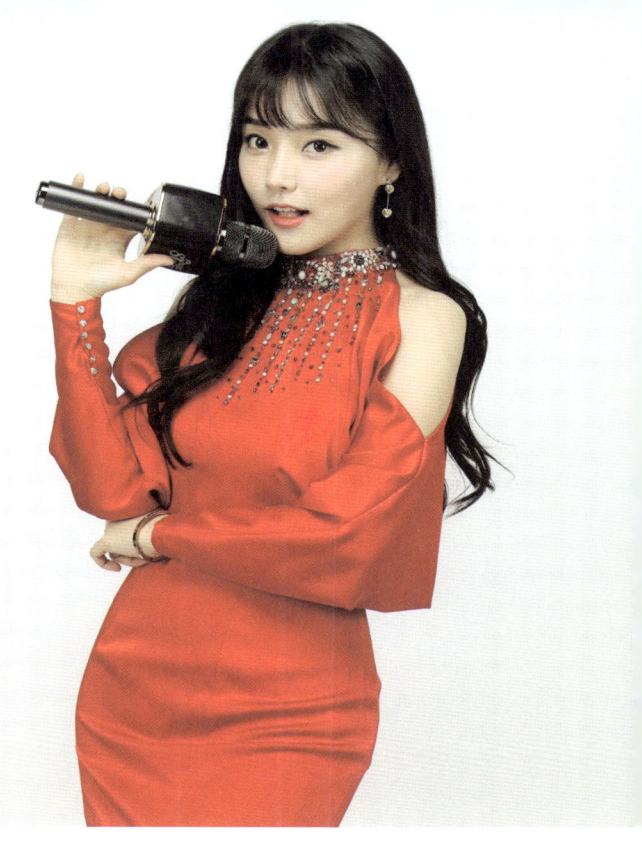

　마음에 여백이 없어서 인생을 쫓기듯 그렸네
　마지막 남은 나의 인생은 아름답게 피우리라

　인생의 덧없음을 생각하게 되고, 남은 인생의 소중함을 깨닫게 해주는 가사가 참 좋아요.

　우리는 늘 꿈을 꾸고 그 꿈을 향해 달리지만, 가끔 목적을 잃고 방황하기도 합니다. 현실에 쫓겨 꿈을 잊기도 하고, 뜻하지 않은 시련에 좌절하기도 해요. 당장 앞만 보고 달리기도 벅찬 것이 인생이지만, 또 돌아보면 후회가 남는 것도 인생인 것 같아요.

　한창 예쁠 때는 갖지 못한 성공과 명예를 소원하고, 세월이 흘러 나이를 먹으면 잃어버린 젊음을 아쉬워하기도 합니다. 최고의 행복은 '지금, 현재'를 온전히 누리는 것입니다. 현재 나에게 주어진 것들에 감사하며 내일 더 아름답게 피어날 자신을 꿈꾸세요. ◇

순수한 나로 돌아가기 #33

일기를 써요

*"오늘은 지금의 내 안에 있습니다,
내일은 내가 만들어 가야 할 새로운 날들입니다"*

프리랜서는 조금은 외로운 직업입니다. 많은 사람들을 만나지만 주로 혼자 일하고, 혼자 있는 시간도 많아요. 큰 강연이나 행사를 정신없이 치르고 나면 이유 모를 공허함도 가끔 찾아옵니다.

돌이켜 보니, 제 내면의 소리에 저 자신조차 귀 기울여 주지 못했더라구요
사람들과 어울려 지내고, 화려한 무대에서 일하는 제 모습은 보여지는 제 모습의 일부에 불과했습니다. 메이크업쇼가 끝난 후 텅 빈 관객석을 보며, 때론 공허감도 느꼈었죠.

그런 마음이 들 때면, 친구들을 만나서 맛있는 음식도 먹고 수다를 떨기도 합니다. 그러면 그 순간 기분은 좀 나아지지만, 항상 일을 완벽히 처리해야 한다는 모든 부담감들이 해결된 것은 아니었어요.

꿈꿔온 무대 위에서 원하는 일을 하면서도, 제 빈 마음을 채울 수 있는 '좋은 방법이 없을까' 고민 끝에 저에 '일과 생활에 대한 일기'를 쓰기로 했습니다.

지금도 저는 매일 일기를 쓰고 있어요. 일과를 마감하는 마음으로 하루를 돌아봅니다. 기교도 없고, 조금은 두서 없는 글이지만 가장 솔직한 '나의 이야기'를 적어 보는 중입니다.

누군가에게 전하고 싶었던 감사의 마음, 누구가에게 듣고 싶었던 위로, 지극히 하고 싶었던 모든 말들을 일기장에 씁니다. 한 줄, 혹은 두 줄짜리 글귀부터 구구절절 적어둔 속마음, 이루고 싶은 꿈과 소망, 새로 알게 된 뷰티 관련 지식까지 잡다한 모든 것들이 적혀 있습니다.

이렇게 일기를 쓰다 보니, 저도 몰랐던 저의 새로운 모습을 발견하고 또 알게 됐어요. 이제는 매사에 감사하며 더 노력하며 열심히 오늘을 살고 있습니다

> "여자의 원초적인 아름다움을 꿈꾸며,
> 여자의 아름다움을 디자인하고 싶습니다"

저는 저의 직업상 타인의 기분을 배려하고 챙기는 데는 익숙하지만, 정작 자신의 마음을 아끼고 사랑하는 데는 관대하지 못한 것 같기도 해요. 가끔은 타인의 시선으로 나 자신과 대화하는 시간을 가져보기도 합니다. 그러면 평소 몰랐던 또 다른 나를 발견하고 이해하는 기회가 되기도 합니다.

지피지기면 백전백승.
스스로를 더 잘 알고 이해하는 순간 더 많은 것이 달라보입니다. 매일 보는 자신의 얼굴에서 '행복'을 발견하고 평범했던 일상에 '활력'도 생길 겁니다. 그리고 그 내면에 잠재된 '긍정'의 에너지는 누군가의 눈에 '사랑스러움' 혹은 '아름다움'으로 비춰 보여질 것입니다.

얼굴을 곱게 화장을 하고, 예쁜 옷만으로 꼭 아름다워진다고 생각하지 않아요. 아름다운 얼굴도 마음이 행복할 때 빛이 납니다.

여자의 원초적인 아름다움을 꿈꿔 보세요. 그리고 스스로 노력으로 아름다워지세요. 그럼 세상은 더 아름다워 보입니다. ◆

순수한 나로 돌아가기 #34

재충전의 시간

*"낮에 꾸는 꿈은 인생의 밑그림이 되고
밤에 꾸는 꿈은 아름다움의 밑그림이 되고 싶습니다"*

다들 잠은 잘 주무셨나요?

잠은 휴식이자 재충전이고, 성장과 회복의 시간을 의미합니다. 심신의 피로와 아픔을 덜어주는 가장 빠르고 효과 좋은 '처방'이자 건강과 행복을 지켜주는 가장 값싼 '영양제'죠. 그리고 고단한 하루 끝에 주어지는 최고로 달콤한 '선물'이기도 합니다.

티베트의 승려 달라이 라마는 잠이 '최고의 명상'이라고 말합니다. 잠든 동안에는 누구나 가장 편안한 상태로 모든 것에서 자유로워지기 때문인 것 같아요. 아울러 우리 뇌는 잠든 동안 나쁜 기억과 감정을 스스로 비운다고 해요. 심신의 안정을 되찾아 주는 명상과 같은 효과를 얻을 수 있는 거죠.

저 역시 심신의 건강과 회복을 위해 '수면의 힘'을 빌립니다. 하루를 살며 소진된 것들을 채우고 내 몸의 시스템을 초기화 하는 과정이 곧 '밤의 휴식'이 아닐까 합니다. 그래서 저는 밤을 '재충전의 시간'이라고 부릅니다. 그리고 한 여자로서 피부와 아름다움을 통제하는 '관리의 시간'이라고 말합니다.

따뜻한 물 한 잔과 잔잔한 음악은 저의 오랜 습관입니다. 잠자리에 들기 전, 몸의 긴장을 이완시킬 수 있어요. 그리고 내일 아침을 위해 간단한 홈케어를 준비합니다. 전날 스킨케어를 잘 해두면 바쁜 아침 출근 준비가 훨씬 수월해져요. 밤새 수분과 영양 관리가 이뤄지니까, 화장하기 좋은 피부 컨디션이 유지되거든요.

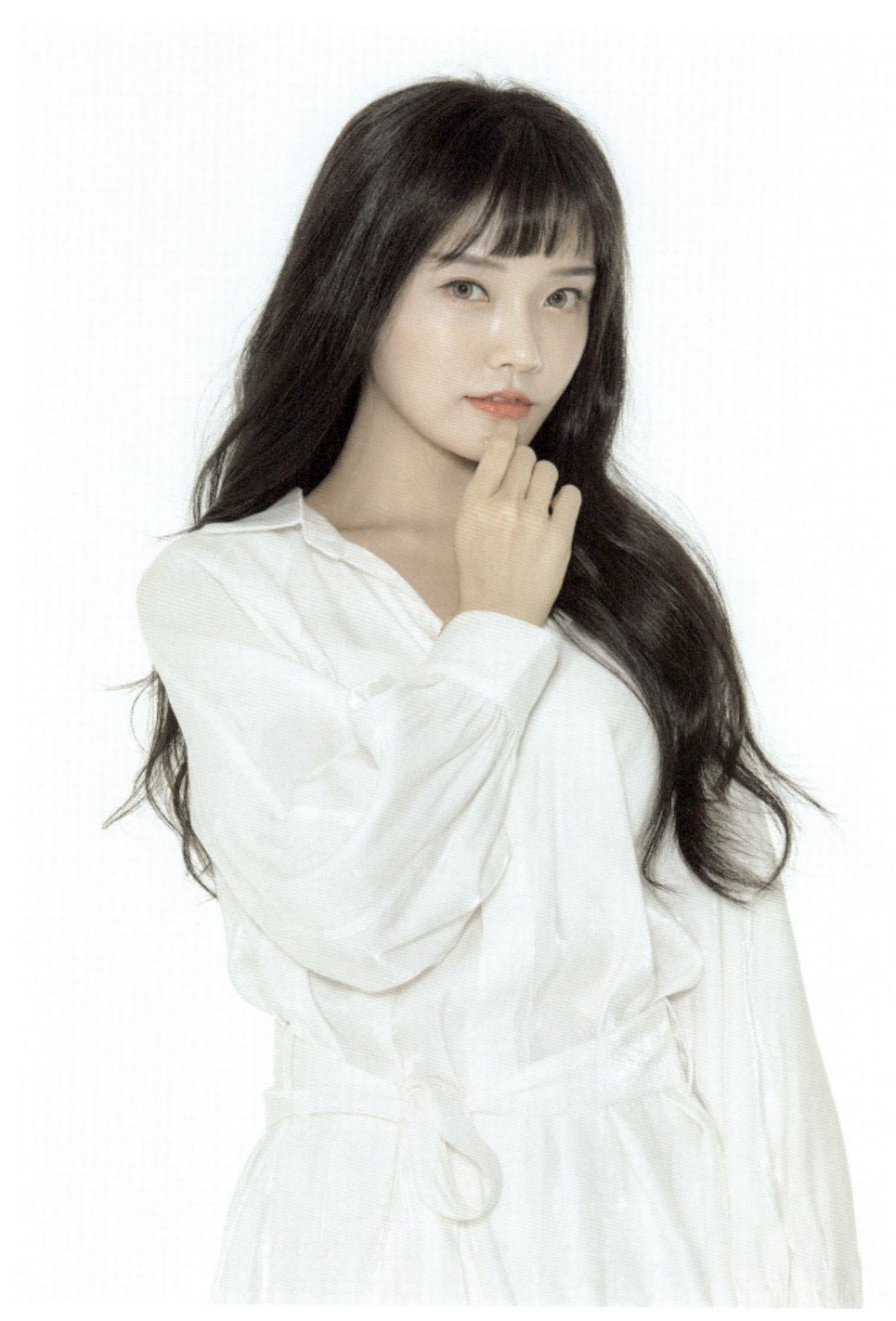

경우에 따라서는 밤에 사용하기 좋은 화장품도 있어요. 예를 들어 햇볕에 민감한 순수 비타민C나 두껍게 바르면 밀리는 꾸덕한 아이크림 같은 것들이 바로 '밤 케어'가 유리한 아이템들입니다.

3시간 이상 붙여야 효과가 더 좋은 아로셀 수면팩 마스크팩도 저는 잠든 동안 사용합니다. 제가 잠든 동안 피부 관리가 되니까 시간적 측면에서 1석2조의 효과를 얻을 수 있어요.

"부지런한 여자가 아름답습니다.
아침 피부의 예쁨은 반듯이 저녁 관리로 만들어집니다"

얼굴이 칙칙하고 잡티가 거슬리는 날은 비타민C를 함유한 스틱을 듬뿍 발라주고, 피부가 건조하고 당기는 날은 장시간 사용할 수 있는 아로셀 '콜라겐 마스크'를 붙이고 잠을 청합니다. 특히 팩은 뒤척여도 베개에 묻거나 흐를 염려가 없는 제품을 선호해요. 피부보다 중요한 것이 '숙면'이잖아요.

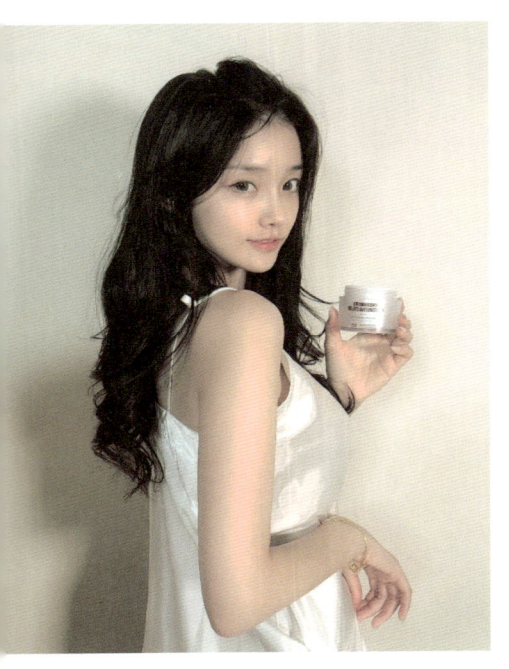

평소 잠은 굵고 짧게 자는 편입니다. 자정 이전에 읽찍 잠자리에 들고 새벽에 일찍 일어납니다. 스무살 이후 줄곧 새벽같이 일어나 학교와 현장을 다니다 보니, 아침형 생활패턴이 자연스럽게 몸에 익었어요. 그리고 늘 최상의 컨디션을 만들어 주는 '좋은 잠'을 추구합니다.

메이크업 가방을 들고 약속된 시간에 맞춰 이동하며 일하려면 체력만큼 컨디션 관리도 중요해요. 혹시 늦잠을 자거나 몸이 아프면 스케줄에 차질이 생기니까요. 그래서 단 1시간을 자도 개운함을 주는 '숙면'을 취하려고 노력해요.

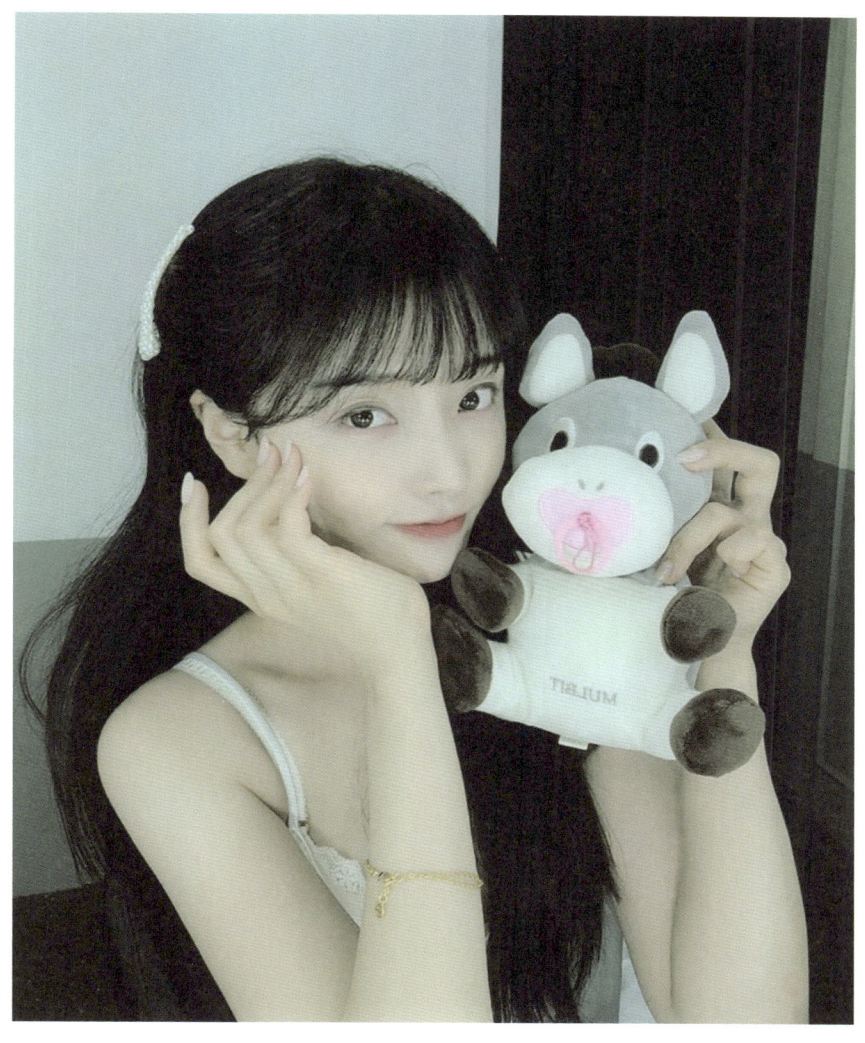

　잠만 잘 자도 삶의 질이 높아집니다. 충분한 숙면을 취한 날은 안색부터가 달라져요. '미인은 잠꾸러기'라는 말도 있잖아요. 심신이 가뿐한 상태로 시작하는 아침은 힘이 넘칩니다. 일의 능률도 올라요. 덩달아 자신감도 높아져요.

　행복은 멀리 있지 않아요. 평범한 일상의 모든 곳에 숨어 있습니다. 발견하며 느끼고 감사하는 모든 일은 각자의 몫이에요. 보물찾기를 하듯 일상의 행복을 찾아보는 것은 어떨까요? 오늘 하루가 즐거워질 거예요. 💎

순수한 나로 돌아가기   #35

꿈은 언제나 현재진행형

"예쁨도 행복도 스스로 만드는 기적입니다.
게을러지고 싶은 마음과 '절대' 타협하지 않는 마음.
초강력 '메이크업 멘탈'이 여자를 아름답게 합니다"

2020년 3월 잠시 휴식하는 기간을 가졌습니다. '앞으로 나는 무얼 할 수 있을까?' 저 자신을 향해 끊임없이 물으며 고민에 시달린 적도 있었습니다.

그때까지 제 인생은 '메이크업'이 전부였습니다. 메이크업만이 제가 나아갈 길이고, 저 자신이라고 믿었습니다. 스무살 이후 단 하루도 메이크업 없는 제 모습을 생각해 본 적이 없었거든요. 제 인생이자 삶을 송두리째 잃어버린 것 같았죠.

매일 집안에서 보내는 무료한 일상에 답답증을 느낄 즈음, 더 많은 사람들이 코로나19로 외출을 못하고 계셨어요. 이유는 다르지만 '잃어버린 일상'을 그리워하는 마음은 다르지 않았어요.

사회 전체가 우울한 시기라 저 스스로 극복하지 못하면 더 힘들어질 것 같았습니다.

우선 마음가짐을 바꿔 보았습니다. '앞만 보고 달려왔잖아. 이제 주변 풍경도 즐기며 살라고 하나님이 방학을 주셨구나' 생각하니 마음이 조금 가벼워졌습니다. 다시 초심으로 돌아가 좋아하는 일로 조금 더 의미있는 일을 해보고 싶어졌습니다.

꺼져 가는 열정에 불씨는 역시나 '뷰티'였습니다.

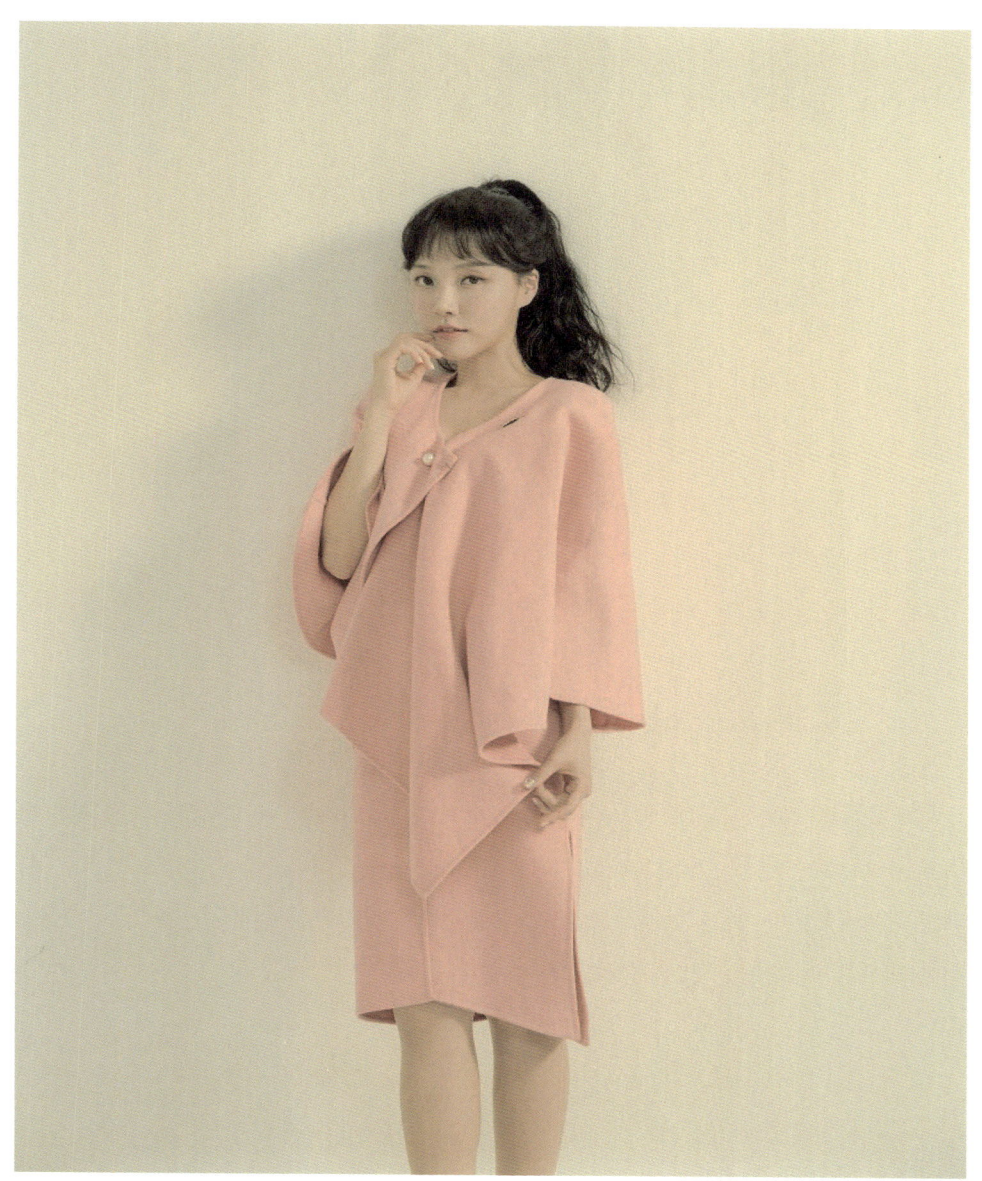

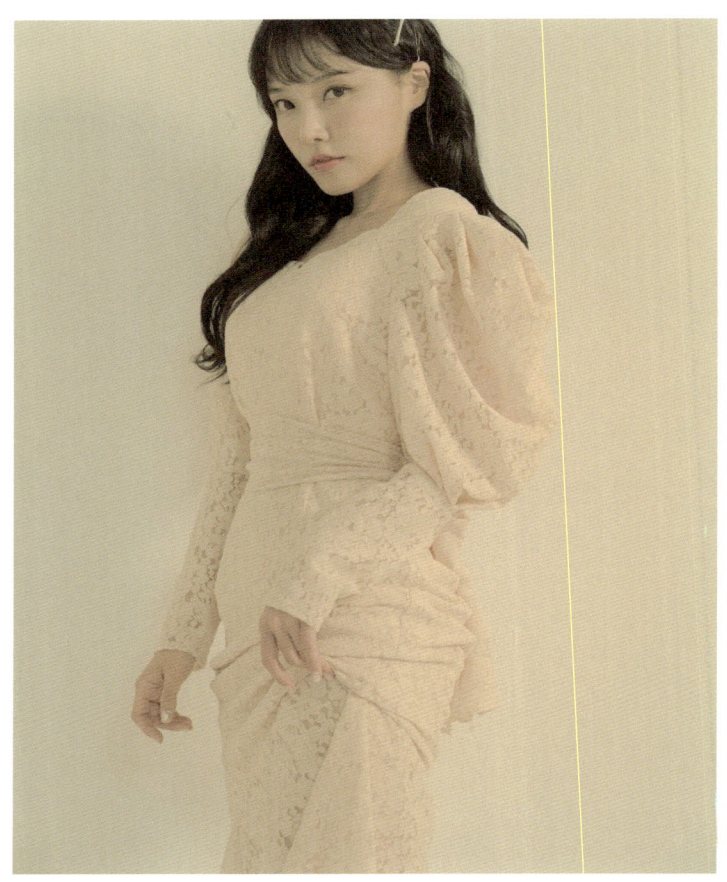

　전문적인 지식과 정보를 다루는 '콘텐츠로서의 뷰티'가 아닌, 감성과 마음을 다독여주는 '이야기로서의 뷰티'로 소통해보자 마음 먹었습니다. 메이크업을 모르는 사람도 쉽게 접할 수 있고, 여자라면 누구나 한 번쯤 생각해 본 일상 속 '뷰티'. 저는 그런 삶과 노하우를 담은 책을 만들고 싶었습니다.

"아름다운 꿈은 더 큰 꿈의 문을 살짝 열어 줍니다"

　미용을 배우기 시작하면서 신중하고 주의 깊게 주변을 관찰하게 됐습니다. 세상의 모든 선과 색이 저에게는 영감을 주는 소재이자 훌륭한 작품이었어요. 전문적인 터치와 표현에 목이 말랐던 그때는 '예술적 감성'에 감명받고 감동했던 것 같아요. 조금 더 멋져 보이고 싶은 젊은 날의 치기였던 것 같기도 해요.

글쓰기를 시작하고 저의 학구열은 다른 곳을 향하고 있습니다. 고급 화장품 브랜드 매장과 부티크보다는 가까운 올리브영이나 시코르를 더 자주 찾고, SNS와 인터넷, 인스타그램, 유튜브를 통해 요즘 트렌드를 더 열심히 찾아봅니다. 가장 대중적인 관심사에서 주제를 찾고 가장 일상적인 것들로 이야기를 합니다.

메이크업 아티스트 쏭블랑이 아니라, 예쁜 것을 좋아하는 여자 '문송희'의 관점에서 화장품을 보고 메이크업을 고민해요. 나보다는 남을 꾸며주고, 말보다는 직접 표현하는 일이 익숙한 탓에 이 작업이 쉽지는 않았어요. 관점을 바꾸는 것도, 손이 하던 일을 글로 표현하는 것도 저에게는 모두 처음이잖아요.

서툰 솜씨로 생각을 글로 옮기고, 저의 일상을 통해 '여자'를 생각하는 시간을 가져 봤습니다. 실용성에 맞춘 메이크업, 나를 위한 셀프뷰티를 이야기 하다보니, 메이크업이 새롭게 보입니다.

그리고 새로운 목표가 하나 더 생겼습니다.
"누구나 자신의 얼굴에 적용할 수 있는 '리얼메이크업', 완벽하지 않아도 나를 즐겁게 하는 '나만의 뷰티'로 더 가까이 소통하는 '전문가'가 되자!" 다짐했습니다.

20대 저의 꿈은 '성공한 메이크업 아티스트'였습니다. 꿈보다 야망이 더 컸고 빨리 성공하고 싶은 욕심이 앞섰던 만큼 정말 앞만 보고 달렸습니다. 30대 저의 꿈은 '감동으로 소통하는 뷰티&힐링 메이크업 컨설턴트'입니다. 여자를 아름답게 하는 모든 것으로 함께 소통하며, 더 많은 일들을 시도해 보고 싶어요.

'Make up is My life!'
제가 가장 좋아하는 말입니다.
더 멋지게 살아갈 미래를 위해, 저는 오늘도 저 자신의 힐링 메이크업을 꿈꿉니다.

순수한 나로 돌아가기　#36

쏭브랑 PICK　'기초스킨케어' ITEM

피부 타입별 추천 제품이 다르다.

클렌징
아로셀퓨어클렌징패드 : 순면 소재의 양면패드라서 피부에 자극이 덜하고 위생적이다. 패드에 함유된 클렌징 성분이 모든 피부용에 부드럽게 사용할 수 있다. 진한 색조 메이크업까지 말끔히 지워주는 클렌징 효과가 탁월한 반면, 휴대하고 다니기 좋고, 메이크업 클렌징이 간편한 것이 최장점. 곰발바닥 모양 패드는 한 통이 70매가 담겨 있다.

클렌징 오일
슈에무라 보타닉코일 클렌징오일 : 여성분들에게 가장 사랑받는 오일이 아닐까 싶다. 방송용 메이크업처럼 두꺼운 메이크업을 지울 때 요긴하다. 사용 후 속당김이 없어서 좋다.

립앤아이리무버
폰즈 클리어 스파 립앤아이리무버, 비엘렌다 로즈 더블 페이즈 아이 메이크업 리무버
두 제품을 가장 많이 사용한다. 비엘렌다 로즈 더블 페이즈 아이 메이크업 리무버는 향이 좋고 자극없이 순한 제품이다. 눈은 피부가 얇기 때문에 순한 제품을 추천한다. 개인적으로 로즈향을 좋아한다

기능성크림
아로셀 아이앤넥슈퍼크림 : 오일을 섞어서 페이셜 마사지 할 때도 사용한다. 기능성은 시간을 두고 오래 사용해 봐야 효능을 검증할 수 있다. 이 크림 소이잇플라본과 연어 PDRN 성분이 피부탄력에 도움을 주고 피부 컨디션의 회복력을 높여주기 때문에 3개월정도 사용

해보면 피부가 건강해졌다는 것을 느낄 수 있다

데일리용크림
동키밀크 모이스처라이징 크림 : 20대 메이크업쇼를 처음 진행할 때부터 당나귀 우유 성분을 즐겨 쓰고 있다. 피부에 순하고 산뜻한 느낌을 주어서 가볍게 바르기 좋다. 반면 수분 지속력이 뛰어나 피부의 당김이 없다. 고객분들에게 가장 추천해 드리고 있는 제품이다. 이 제품을 수면팩 대용으로도 쓰고 있다

자기 전 나이트 크림
환안비올인원크림 : 한방화장품! 올인원 크림이다. 스킨케어+에멀전+크림+아이크림+에센스+팩 등 여섯가지 스킨케어를 같이 할 수 있는 제품. 부모님 선물용으로도 많이 사드렸던 제품이다.

선크림
아로셀 톤업 퍼펙트 선 : 내가 제일 꼼꼼하게 따지는 제품 중에 하나가 선크림이다. 선크림을 사용하고 트러블이 난다거나 피부에 맞지 않거나, 번들거림이 심하고 사용감이 무거운 제품은 가급적 선호하지 않는다. 피부 자극 없이 순하고 평소 베이스겸용으로 사용할 수 있는 선크림을 찾던 중 만난 인연. 이 제품은 산뜻하게 발리고 메이크업을 그 위에 해도 번지지 않는다. 눈시림과 백탁현상이 없는 것도 장점. 가장 마음에 드는 건 생얼로 다녀도 베이스 기능이 함께 있어서 화사하게 보인다. 💎

쏭블랑 PICK '베이스 메이크업' ITEM

쿠션
아로셀 글로우 퍼펙트 쿠션 : 가벼운 느낌의 물광 메이크업을 할 때 사용하면 좋다. 쿠션의 입자가 고와 밀착력이 우수하고 무너짐이 적다. 보습성분이 함유된 제품이라 촉촉하고 자연스러운 피부 표현이 중요한 내추럴 메이크업과 찰떡조합이다. 비브이비랩 스쿠알란세럼 스틱과 함께 사용하면 얼굴의 윤광이 더해진다.

루나 에센스 수분광팩트, 브이티 에센스 선팩트 : 한 듯 안 한 듯 자연스러운 커버력을 원할 때 사용하면 좋다. 브이티 에센스 선팩트는 커버력은 거의 없고, 베이스 바르기 전에 선크림 단계에서 발라주면 좋은 제품다. 티나지 않게 피부결을 정돈해 준 느낌이라 남성분들이 사용해도 부담이 없다. 메이크업 후에 선크림 대신에 사용하면 화장의 뭉개짐 없이 자외선 차단이 가능하다.

파운데이션
스킨 파운데이션 스틱 : 확실한 커버력이 필요할 때 사용한다. 가벼운 밀착력과 자연스러운 피부표현이 가능하다. 피부결을 따라 얇게 바르면 깔끔한 피부메이크업이 완성된다.

파우더
샤넬 가루파우더
메이크업포에버 ULTRA HD 마이크로피니싱 루스 파우더 1 g (가루파우더)-미니

컨실러(스틱형)

바비브라운 코렉터 : 다크써클 + 피부 커버를 위한 컨실러다. 라이트 피치 컬러가 가장 무난하게 쓰인다. 얼굴은 물론 립컨실러용으로도 쓴다.

바비브라운 펜슬 컨실러 : 휴대가 간편하다. 커버 뿐만 아니라 눈썹라인이나 입술메이크업 라인을 잡을 때 깔끔하게 표현된다. ◆

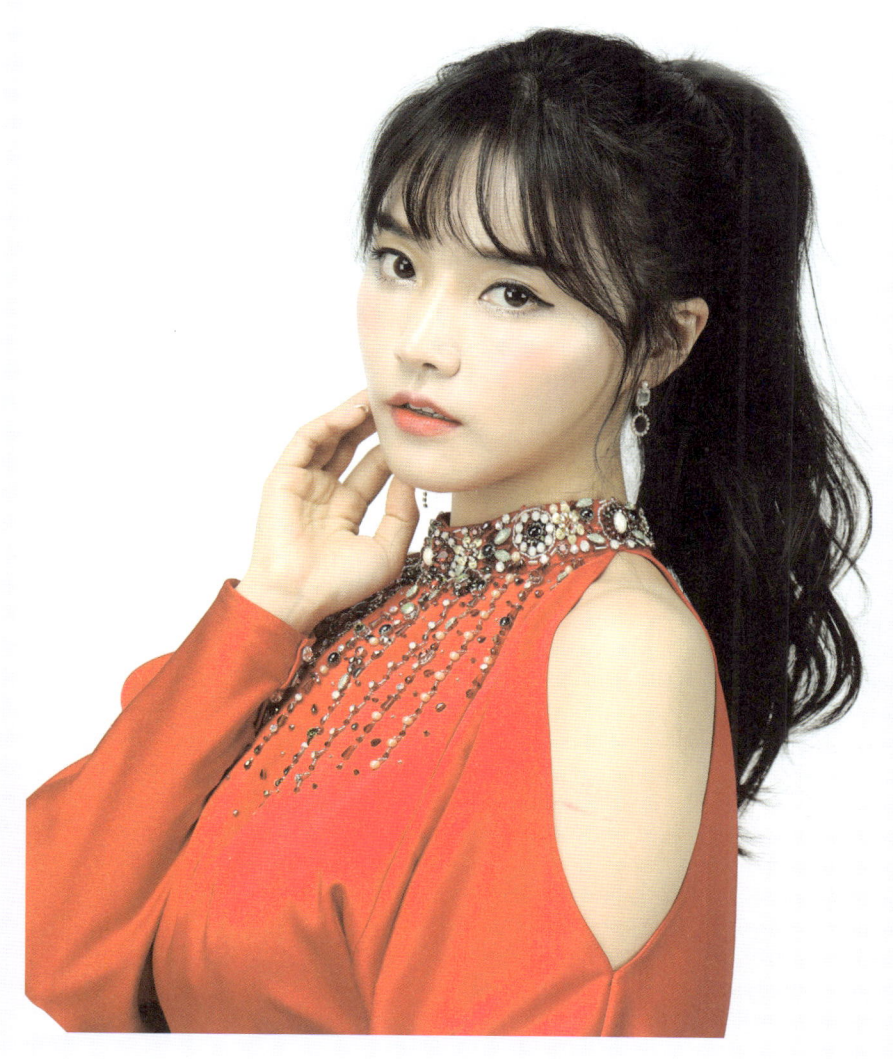

순수한 나로 돌아가기   #38

쏭블랑 PICK   '색조 메이크업' ITEM

나의 파우치 안에 있는 제품들!
데일리 메이크업에 요긴한 색조 아이템을 소개한다.

아이섀도우

바비브라운 섀도우 스틱 골든핑크 :
눈밑 애교살에 라인을 잡을 때, 유용하게 쓰이는 제품

쓰리씨이 멀티 아이 컬러 파레트 :
핑크, 오렌지, 코랄 컬러가 다 들어가 있어서 데일리용으로 사용하기에 너무 좋다.

어반디케이 :
가루날림 없이 발색력이 좋다. 이번에 나온 스톤드 바이브즈 아이섀도우 팔레트는 컬러감이 예술이다.

아이라이너

에뛰드하우스 프루프 10 젤 방수펜슬2호 다크카카오
샤넬 스틸로 이으 워터프루프 진한 레드브라운 컬러 :
이 두 제품은 립라이너로도 유용하게 쓰인다.

아이브로우

키스미 헤비 로테이션 파우더 아이브로우 앤 노즈 섀도우 :
가격면에서도 컬러도 사용감도 데일리용으로 쓰기 좋다.

마스카라
디올 디올쇼 아이코닉 오버컬 워터프루프 10ml - 091오버블랙

블러셔
에스티로더 퓨어 칼라 엔비 스컬프팅 블러쉬 (7g) - 센슈어 로즈 피치 패션 핑크 키스
핑크색 중에 가장 예쁜 핑크빛을 가지고 있는 제품

섀딩
에스티로더 퓨어 컬러 엔비 스컬팅 블러쉬 - 110 브레즌 브론즈

립스틱
샤넬 르 루쥬 듀오 울트라 뜨뉘 울트라웨어 리퀴드 립컬러

립오일
어딕트 프렌치 립 오일 💎

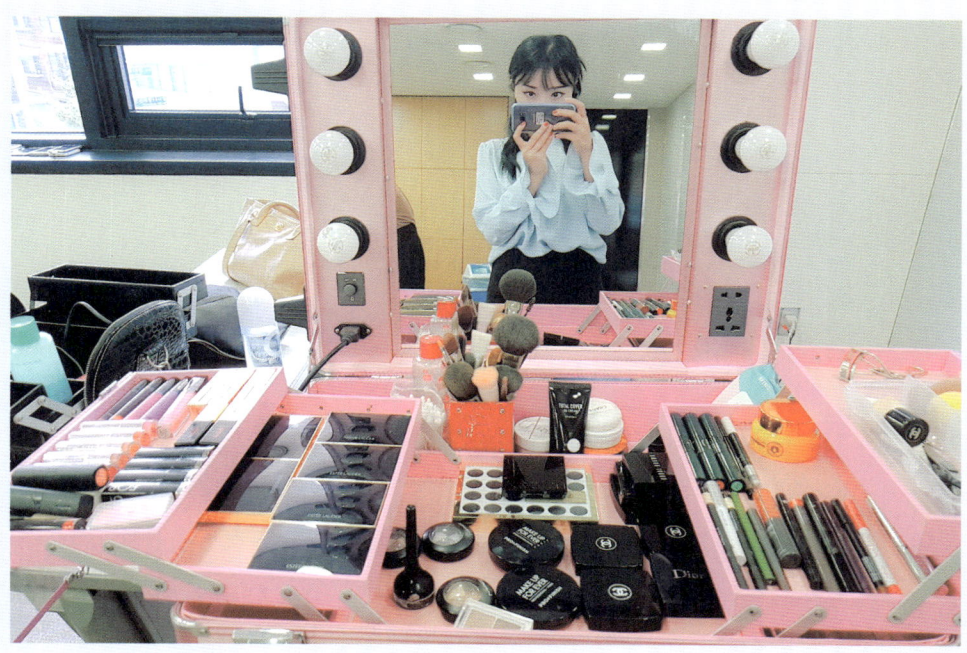

순수한 나로 돌아가기 #39

쏭블랑 PICK '뷰티맛집' LIST

직접 써 보고 구경하는 재미! 로컬 뷰티 맛집

1. 명동, 코엑스 스타필드몰, 강남역 지하상가 로드샵
유명 화장품 매장이 모두 밀집해 있고, 대형 백화점이 밀집해 쇼핑을 편리하게 할 수 있다.

2. 시코르
화장품 전문 편집샵! 다양한 브랜드의 제품을 만날 수 있다.

3. 올리브영, 롭스
화장품 및 메이크업 소품을 쉽게 구입할 수 있다. 동네 어디나 있어 접근성이 좋고 20~30대가 선호하는 트렌디한 제품을 주로 취급한다. 각종 기획전과 할인 행사가 많은 것도 장점.

4. 다이소
메이크업 소품과 이미용 재료를 합리적이 가격에 구입할 수 있다. 특히 면봉이나 화장솜, 일회용 장갑은 물론 화장품 공병 등을 사러 자주 찾는다.

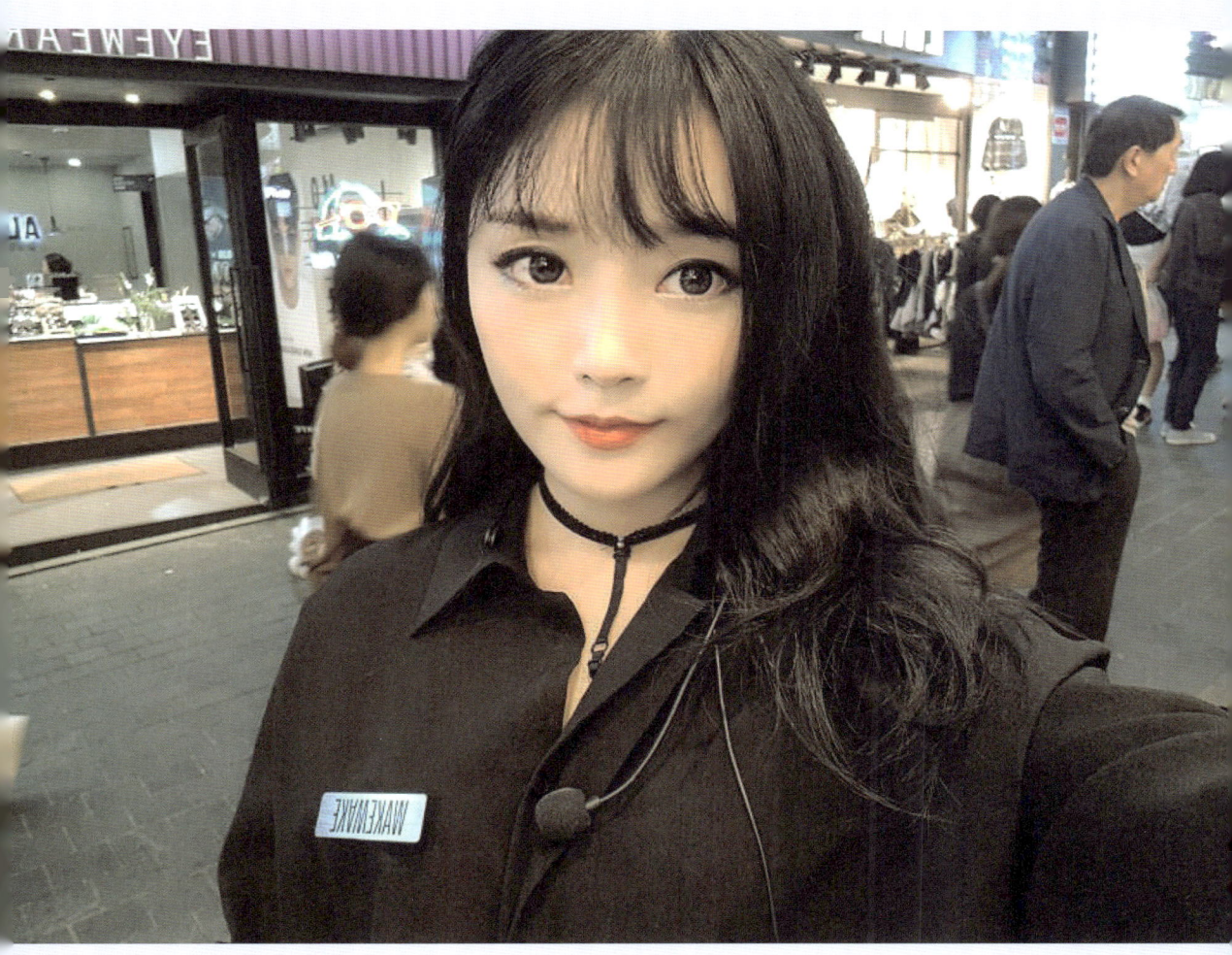

에 필 로 그 E P I L O G U E

"세상 가장 아름다운 인사 '고마워요'"

"무조건 한다. 반드시 한다. 끝까지 한다. 쏭블랑은 후회하지 않는다."
처음 저의 뷰티 스토리를 시작하던 날, 제 책상머리에 붙여 둔 글귀입니다. 부담 없이 가벼운 일상으로 이야기를 풀어보자 했지만, 마음가짐은 그게 아니었던가 봅니다. 언뜻 비장함까지 느껴지는 저의 다짐에 살짝 웃음이 납니다.

누군가에게 내 마음을 보여주는 일이 조금 조심스러웠고, 나의 이야기를 하기가 조금은 쑥스러웠습니다. 수차례 썼다 지웠다를 반복하며 고민하고 망설이던 수많은 밤들. 그렇게 서툰 걸음걸음을 더해 마지막 인사를 전합니다.

하나의 무대에 수많은 사람의 땀방울이 녹아 있다면, 제 책에는 수많은 사람을 향한 감사의 마음이 담겨 있습니다.

저에게 처음 뷰티의 길을 열어주신 부모님과 지금도 든든하게 저를 지켜주시는 가족, 10년 넘게 저를 응원하고 격려해 주신 은사님과 친구들, 그리고 일하면서 만난 귀중한 인연들까지… 일일이 나열할 수 없을 정도로 많은 분들의 얼굴을 떠올리며 여기까지 왔네요.

저는 늘 메이크업이 '표현'하는 일이라고 생각해 왔어요. 전문성과 네임밸류를 갖춘 아티스트가 되고자 더 큰 무대에서 더 많은 커리어를 쌓기 바빴습니다. 아름다움을 무기로 더 유명한 아티스트가 되려고 부단히 노력했습니다.

그렇게 10여 년이 흐른 지금, 저에게 가장 소중한 재산은 '사람'입니다. 화려한 무대와 조명도, 차곡차곡 쌓아둔 커리어와 이름까지도 중요치 않은 건 아니에요. 하지만 제 인생에 가장 아름다운 추억들은 보여지는 화려함이 아니라, 사람을 통해 느낀 잔잔한 감동과 보람이더라구요.

저를 스쳐간 수많은 사람들의 행복한 미소, 우여곡절 속에서 행사를 진행하며 느낀 진한 동료애, 멀리서 날 지켜봐 주는 지인들의 응원 메시지, 언제나 저를 따뜻하게 맞아 주시는 가족들의 애정 어린 눈빛이 지금의 저를 행복하게 합니다.

감정은 '마음'의 또 다른 표현인 것 같습니다. 영원할 것 같지만 영원할 수 없고, 계속 쓰기만 하면 에너지가 고갈되어 방전되기도 합니다. 지나친 관심이 오히려 관계에 독이 되기도 하고, 무절제한 솔직함이 상대의 마음을 다치게 하기도 합니다. 때문인지 사람 사이에 '적당한 거리두기'가 배려라는 말도 종종 듣게 됩니다.

미우나 고우나 '정' 때문에 산다. '따뜻한 정'을 최고의 미덕처럼 여겨온 우리 정서가, 요즘 세상에서는 점점 통하지 않는다고 생각하면 왠지 마음이 씁쓸해집니다. 콩 한 쪽도 나눠 먹는 인정, 십시일반의 감동까지 잊고 살지는 않았으면 좋겠어요.

너무 힘들고 지치면 잠시 '혼자'도 괜찮다고 생각해요. 하지만 저는 저 자신에게 한 가지 사실만은 잊지 않았으면 좋겠어요. 사람은 절대 혼자서는 살 수 없어요. 때론 의지하고 때론 어깨를 내어주면서 함께 살아지는 것이 인생이고 삶이 아닐까 합니다.

마음까지 아름다운 작은 일상을 꿈꾸는 '메이크업 아티스트 쏭블랑'이었습니다.
행복하세요.